同济大学本科教材出版基金资助

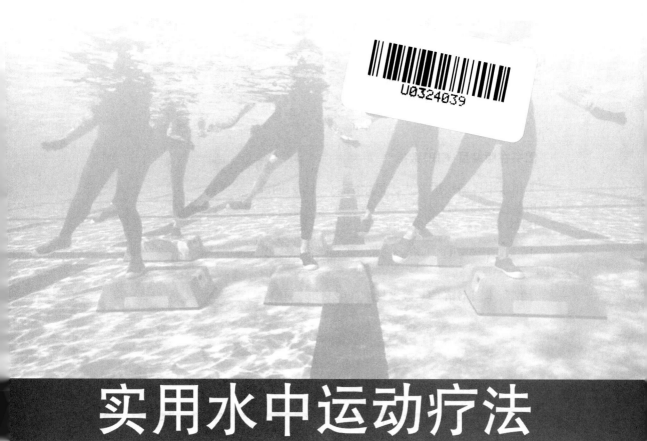

# 实用水中运动疗法

主　编　卢天凤

副主编　冯琳琳　张文佳　徐悠然
　　　　秦黎黎　陈　涛　邱佳玉

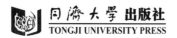

同济大学出版社

TONGJI UNIVERSITY PRESS

## 内容提要

本书通过对水中运动疗法的整体梳理,采用图文结合的形式,介绍了水中适应练习、水中太极、水中搏击、水中瑜伽、水中健身操、格拉斯环、布尔登科、水中力量训练等练习方法,并结合运动营养的特点和需求,提出相应建议。旨在帮助读者了解、掌握,并顺利开展水中运动治疗活动。

本书可作为不同年龄段、不同类型人群开展水中运动的参考用书,以达到伤病康复、强身健体的作用。

**图书在版编目(CIP)数据**

实用水中运动疗法 / 卢天凤主编. -- 上海:同济
大学出版社,2021.11
ISBN 978-7-5608-9683-0

Ⅰ. ①实… Ⅱ. ①卢… Ⅲ. ①运动疗法 Ⅳ.
①R455

中国版本图书馆 CIP 数据核字(2021)第 251311 号

**实用水中运动疗法**

主编 卢天凤 副主编 冯琳琳 张文佳 徐悠然 秦黎黎 陈 涛 邱佳玉
责任编辑 陈佳蔚 责任校对 徐逢乔 封面设计 陈益平

出版发行 同济大学出版社 www.tongjipress.com.cn
(地址:上海市四平路 1239 号 邮编:200092 电话:021-65985622)
经 销 全国各地新华书店
制 版 南京月叶图文制作有限公司
印 刷 常熟市大宏印刷有限公司
开 本 787mm×1092mm 1/16
印 张 9.5
字 数 237 000
版 次 2021 年 11 月第 1 版 2021 年 11 月第 1 次印刷
书 号 ISBN 978-7-5608-9683-0

定 价 46.00 元

本书若有印装质量问题,请向本社发行部调换 版权所有 侵权必究

# 前　　言

随着社会经济快速发展，人们对于健身活动的需求日益增加，水中运动疗法也逐渐进入人们的视野。水中运动疗法很好地将陆上运动与水的特性相结合，是缓解人体运动功能障碍的一种科学、新颖的方法。该疗法应用范围广，适应证多，不同年龄段人群均可进行练习。

水中运动是人们为了达到伤病康复、促进健康、增强体质、塑造体形或休闲娱乐等目的，利用水环境的特点，在水中进行的各种形式的锻炼活动。它充分利用水的特性，可以有效地避免陆上活动所带来的损伤。水中运动疗法运用运动生理学、运动医学等学科理论指导锻炼，通过提高肌肉力量、肌体柔韧性、改善心血管系统等机能水平，达到伤病康复、强身健体的作用，同时还可以促进人与人之间的交流，达到陶冶情操、休闲娱乐的目的。

本书搜集了大量的文献，结合国内外先进经验，对水中运动疗法进行了系统性的梳理，采用图文结合的形式帮助读者了解、掌握并开展水中运动治疗活动。针对不同年龄段人群的体态、病痛类型等特点，本书设计了适用于肥胖者和关节炎症、膝关节损伤、腰背疼痛患者及不同年龄段人群的练习方法，更好地为开展水中运动疗法提供帮助。

因编者水平和时间所限，书中难免存在一些错漏之处，欢迎同行对本书的改进提出宝贵的建议和意见，以利于本书的不断完善。

编　者

2021 年 10 月

# 目　　录

# 第一章

# 水中运动疗法概述

## 第一节　水中运动疗法的概念

　　水中运动疗法(hydrotherapy),是指利用水的特性使患者进行水中的运动训练,以治疗人体运动功能障碍为目的的一种疗法。其将水的浮力、水中的化学成分、温度等多种因素以不同的方式组合运用,从而对人体产生刺激,以缓解病痛并治疗各类疾病。

　　水中运动疗法很好地将陆上运动与水的特性相结合,是缓解人体运动功能障碍的一种科学新颖的方法。该疗法应用范围广,适应证多,不同年龄段人群均可进行练习。其主要作用于以下五大类症状:不同年龄段人群由于年龄、遗传、身体过度使用、骨关节损伤导致的股性关节疾病(骨骼、脊椎及肌肉损伤、体态矫正等);神经系统疾病(帕金森综合征、脊髓病、神经衰弱等);因脂肪代谢紊乱所导致的无法在陆地进行正常运动代谢症群(糖尿病、单纯性和继发性肥胖症等);由高温、电流、强辐射或腐蚀性物质引起的皮肤损伤(烧伤、烫伤);由变应原引起的环境、药物及生理等因素促发的呼吸系统疾病(支气管哮喘)。其对骨关节、肥胖等病症的缓解和治疗效果最为显著。

## 第二节　水中运动疗法对人体的影响

　　大量的研究已经证明,有利于人体身心健康和生活方式的运动将有益于身体所有的系统,包括循环系统、心肺系统、肌肉骨骼系统等。水上运动疗法的有益之处在于其可以内外兼修、动作幅度小且具有可持续性。

### 一、对循环系统的影响

　　循环系统可以从水中锻炼里获益,因为水的活性对于心脏更有效率地工作具有促进作用。通过有规律的锻炼,血管的弹性增强,毛细血管与细胞交换氧气的能力也得到了提高。定期的剧烈运动会增加血液循环、输氧量、心脏输出量、降低心率、收缩舒张压和改善运动时的氧需求。专心于运动会增加血液、肌肉的供血量,代谢水平和呼吸频率也会随血压的改善而提高。

国外曾有研究通过对 125 名年龄在 20—70 岁的参与者进行调查,参与者每周在水中运动 2～4 次,用为期 8 周的时间,研究其在开始和结束时的脉搏和血压。该项研究表明,水中运动后有 80% 的参与者出现血压较低、脉搏加快的现象。由此可见,浸泡在水里并进行充分运动会利于血管扩张和增加肌肉运动的供血量,这对肌肉痉挛和受伤的人群极为有益。

## 二、对心肺呼吸系统的影响

随着有氧运动有规律地进行,深呼吸带来了更好的肺换气过程,肺活量相对于以前增加了,身体的氧循环状态也得到了一定的改善。定期的剧烈运动会调节身体基础状态、血流、换气、氧合效率、氧气利用能力和对氧气的耐受性。定期合理的运动还将通过增加对氧的耐受性和提高能量消耗效率来增强运动的能力。

众所周知,水上运动有益于肺活量提高,因为静水压力会使身体各部分减压。当身体浸在水里时,呼吸提供了对隔膜的耐力,因此各部分都平等地受到压力。锻炼心肺功能的训练对呼吸有困难的人群效果极好,可以提高他们的呼吸能力,是一种非常好的运动形式。水中的流体压力也可以使血液循环趋于稳定状态。除此之外,心肺耐力很容易在水中得到维持。在进行有氧运动时,运动肌肉所需的能量会增加。由于消耗氧气能持续地产生能量,因此在下一次运动中会发生以下生理变化:

(1)呼吸越来越快,越来越深,肺部吸入更多氧气;

(2)心脏跳动得更快,把含氧的血液输送到活动的肌肉;

(3)血管会破裂,使更多的血液流向运动的肌肉;

(4)收缩的肌肉把更多的静脉血挤进心脏;

(5)心脏收缩性增强,收缩压升高。

避免体重增加以预防心血管疾病。一项重要的研究表明,中年妇女的体重过重会增加心脏病和死亡的风险。超重 30% 或以上的女性患致命性心脏病的可能性是普通女性的 3.5 倍,甚至中等体重的女性患致命性心脏病的风险也会增加。而体重最轻的一组女性其 BMI(身高体重指数)低于 21,这类人群的心脏病的发病率最低。平均体重组女性比体重最轻组的女性的心脏病患病风险高出 30%。超重女性人数在体重最重组患心脏病群体中占 70%。

另有证据表明,进行体能锻炼有助于预防心血管疾病。对此,以下罗列出一些运动对于人体各方面的积极影响:

(1)在运动中由于体能锻炼和情绪压力释放,心脏可以提供更多血液和氧气或运动压力(增加心脏输出量)。

(2)运动可能导致血容量增大和红细胞数量增加,使氧气输送更有效。

（3）运动会降低血液中的脂肪含量。

（4）运动会增加血液中的高密度脂蛋白（high-density lipoprotein）水平。高密度脂蛋白通过运载携带蛋白分子的胆固醇可沉积肝脏中的脂肪，并将其从身体中清除。低密度脂蛋白（low-density lipoprotein）也可通过运动而增加，能够使血液中的小红胆甾醇像其他脂肪一样聚集在动脉壁来发挥运输降解作用。

（5）运动会降低血液中的纤维蛋白原（fibrinogen）水平，该水平过高可能导致动脉粥样硬化。

（6）运动会产生侧支冠状动脉血，因此如果一条动脉阻塞，其他血管就可以接管这一负荷。

（7）运动有助于降低高血压。

（8）运动能改善外周循环。

水可以作为进行心肺运动的理想介质。很多水中运动通过低成本就能够实现。有两项国外的研究表明，水中运动对于人体健康有很大的益处。编者从其进行的两项研究中可以看出端倪。第一项研究选择了 10 名女性受试者，使其分别在陆地和水中进行运动锻炼。两项研究都使用了时间、音乐和视频序列方法，并对她们的吸氧量、心率和感知力的变化进行检测。尽管水中锻炼者心率降低约 13％颇有效果，但代谢数据显示，冠心病患者锻炼后约达到最大携氧量（$V_{O_2}$）的 80％。这说明，尽管水中锻炼对降低心率有显著成效，但对心肺功能的益处更是无与伦比的。第二项研究选择了 14 名受试者，他们分别进行了跑步机步行、水中步行、跑步机慢跑和水上慢跑。水中步行者和慢跑者都配有穿戴式背心，并对其 $V_{O_2}$ 和心率进行测量。试验中水中步行者的能量消耗约为跑步机慢跑者的 110％。由于水中步行的能量消耗与跑步机慢跑相差不多，因此水中运动相较于陆上或跑步机上的运动，是一种更有效、压力更小的运动选择。

## 三、对肌肉骨骼系统的影响

水中运动可以改善身体肌肉骨骼部分的健康状况，对提高身体的柔韧性、肌肉力量与耐力，对身体成分及骨骼均会产生积极的影响。

### 1. 柔韧性

在水的支持下，肌肉能以更好的状态进行运动，从而增强身体柔韧性。帮助全身肌肉松弛和减轻疼痛感的水中设施也有利于运动。游泳时软组织的轻微拉伸通常比在陆上重力影响的条件下更舒适和有效。

水的独特特性（即静水压力和浮力）可用于增加关节的运动范围。浸入水中可增加关节的黏弹性，降低关节受到的压力，这正是关节运动的基础。水中运动还能改善躯干和头部的稳定性和协调性，以及改善身体的运动感觉。

**2. 肌肉力量和耐力**

如果肌肉在水中以最大输出效率工作,则会增加肌肉强度。因为肌肉可以抵抗水中的阻力,肌肉耐力在水中比在陆上增加得多。由于重力的增加以及肌肉与空气之间的能量输出的不断变化,肌肉的耐久性也会增强,线粒体、肌红蛋白、纤维强度和纤维耐久性也会随着运动的进行而增加。

通过在运动过程中逐渐增加工作负荷,个人的肌肉得到伸展和强化。陆上练习不能像水中练习一样保持肌肉平衡。在陆上运动时,只有收缩肌得到了锻炼。作为一种运动环境中的主要介质,水的阻力是空气的 6～15 倍。当身体部位浸入水中时,身体各部分的运动阻力会增强。由于水的阻力存在,成对的肌肉都能够得到伸展强化。

**3. 身体成分**

身体成分的增强是由于有氧运动部分的热量消耗而产生的,而且由于水的阻力,人体的肌肉组织会增加。水上运动还可以提高协调性、平衡性、躯干和头部的稳定性和协调性,以及改善身体对运动的感觉。人体内的脂肪含量也会逐渐接近健康比例。由美国运动医学和体育运动研究所和美国运动医学研究所进行的另一个研究结果表明,在水中步行过程中,水的深度会显著增加代谢量。该研究测量了在不同深度的水中行走时男性和女性各自的耗氧量。

国外曾有大学在其人类行为实验室进行的另一项研究比较了水中行走和跑步与陆地行走和跑步。研究表明,水中行走每分钟消耗的热量是跑步机行走的两倍。然而,水中跑步比跑步机跑步消耗的卡路里要少。只有有规律的有氧运动才能使身体燃烧储存的脂肪而不仅仅是消耗储存的糖。通过使用大量肌肉,氧气需求量得到增加。消耗氧气需要来自血液的热量供给。训练时间长达 15～20 分钟时才会开始消耗脂肪储存。在此刻以前,肌肉都在使用碳水化合物中的糖供能。在重复消耗这些糖分到用尽(15～20分钟)后,身体才会开始自动消耗脂肪进行热量燃烧。

研究人员监测了 10 名体重超重的中年女性,她们先在陆地上进行了 8 分钟的例行锻炼,休息 30 分钟,然后在深水中进行了同样的例行锻炼。研究发现,其在陆地运动中燃烧的热量约为 10 卡/分钟(9.75),心率为 170 次/分钟,而在水中锻炼则只有 7 卡/分钟(6.69),心率为 143 次/分钟。然而,在陆地运动中消耗的热量中,只有不到一半(42.5%)来自脂肪。与此对应的是,水中运动消耗的 77.2% 的卡路里都来自脂肪。

产生该现象的根本原因在于,运动的强度越高,碳水化合物的再利用就越多。脂肪作为低效燃料,只能用于低强度活动,如水中有氧运动。当下一次运动水平降低时,身体会利用更多的脂肪来进行肌肉锻炼。但这并不能表明水中有氧运动无法提供好的锻炼效果。其关键要素是水在锻炼过程中提供的支持可以降低锻炼强度,使人们以较低的强度锻炼更长的时间,从而燃烧更多的脂肪。

#### 4. 骨骼

水中运动也对骨骼有益。国外曾有医学研究表明,严格、合理,并且经过安全评估的水中运动,可以帮助保持骨骼中钙质骨架的坚硬。作为一个普通人,骨骼中会逐渐失去一些使之保持强壮的矿物质。一块强健的骨骼是致密的,因为要以此支撑其主要形状。一块弱化的骨骼失去了一些维持它稠密状态的矿物质,它比一块强健的骨骼更轻。如果将一块弱化多孔的骨骼比作一块硬海绵,那么一块强健的骨骼就像是一块石头。无疑坚硬如石的骨骼质量更大,而且比一个多孔的骨骼更强壮。

当骨骼中的矿物质流失时,骨骼会变得更脆弱,更容易断裂。对于骨密度来说,人们最关心的无疑是如何对其进行提高或强化,也就是如何使我们的骨头变得更坚固、更密。

骨性损伤的发生一般在 30 岁左右,且通常是不可逆的。一旦骨性损伤发生,任何运动或钙的摄入都不会使骨密度增加。通过定期运动和摄入富含钙的食物,会延缓骨矿物质流失的速度而减轻骨性损伤。不良的生活习惯,如吸烟、酗酒、吃垃圾食品,或者因各种原因导致的身体过瘦,都会增加骨矿物质流失的速度。

骨纤维流失的过程称为骨质疏松症,这意味着"多孔骨骼"的形成。骨质疏松症对女性的影响比男性更大。国外研究发现,绝经后的小骨骼白种人女性,或因过度训练而停止月经的女性属于高危人群。

最初,人们认为要实现对骨骼密度产生有益的影响,必须选择有良好的承载力或影响大的项目进行锻炼,如行走、跑步和有氧健身。随后研究发现,一个网球运动员挥拍的手臂骨密度大于另一侧手臂。由此人们了解到,在应力的作用下,骨缝中成骨细胞的细胞因子会发生改变,在肌腱、韧带和骨膜中施加应力可以触发骨密度的增加,简言之,就是人们常说的应力增强成骨细胞活跃。

当肌肉有规律地承受运动负荷时,肌腱纤维的收缩将化学和电脉冲释放到大脑。大脑将相同的信息返回身体,吸收矿物质,并将其沉积在骨骼结构中,使骨骼更加致密和强壮。这使它们能够承受更大的运动阻力及应力和更强壮的肌肉力量,以更高的代谢速度和效率对增加的阻力做出反应。

水中运动可以通过水的阻力推拉四肢来增加骨密度。同时,这种积极的压力也可能发生在肌肉收缩力和骨骼拉伸力的作用下。在陆地或水中跑步、用拍击球或在水中使用牵引装备时,压力都可能会产生。

只要有足够的营养,特别是钙质和磷,并且有足够的休息时间,持续使用和一定的负荷都会使得骨骼变得更厚和更强,或者说是重塑。然而,如果过度负荷,营养不足,或下一次锻炼前没有充分的休息时间,骨细胞破坏或者再吸收,将超过新细胞的产生,可能会导致应力性骨折情况的发生。未使用的骨骼会逐渐变弱,接受相应锻炼的骨骼变得更强壮、更稠密。

## 四、对心理健康的影响

### 1. 运动对心理健康的影响

众所周知,运动与降低死亡率、患心血管疾病、中风和糖尿病的风险有关,但运动对心理健康影响方面的关注度却远不如运动对疾病影响的研究,关于此方面的研究也相对较少。然而,随着社会的快速发展,青年人中有心理健康问题的人数急剧增长,焦虑和抑郁的案例频发。有研究证明,运动是应对大学生心理健康危机的有效手段。

耶鲁大学精神病学助理教授、美国 Spring Health 首席科学家 Adam Chekroud 博士就曾表示:"很明显,无论你是贫穷或富裕,是否接受过高等教育,只要运动,都能很好地对抗日常生活中的负面情绪和精神不佳。"运动带来的心理益处是显而易见的,经常锻炼的人看起来状态更好,并且心理状态也更好,说明运动对保持他们的状态有积极作用。无论性别,无论年龄,也无论家庭收入状况,运动的群体普遍都有更良好的心理健康状况。

然而,运动的种类繁多、包罗万象,究竟什么运动对心理健康的提升最有效?在一项发表于《柳叶刀·精神病学》的最新研究中给出了权威的答案。作者在美国 50 个州 120 万名成年人这一庞大的样本量中研究运动与心理健康之间的关系。在这项研究中,作者分析了 2011 年、2013 年和 2015 年美国疾病控制和预防中心行为风险因素监测系统调查中 1 237 194 名年龄在 18 岁以上人群的数据。使用精确的非参数匹配程序,根据年龄、种族、性别、婚姻状况、收入、受教育程度、身体质量指数类别、自我报告的身体健康状况,以及先前对抑郁的诊断,使用针对潜在混杂因素调整的回归方法,检查了运动类型、持续时间、频率和强度的影响,并进行了多次敏感性分析,通过庞大的样本量以及完整丰富的指标找出运动与心理健康之间的关系。

最终的研究结果表明,与不锻炼但因其他生理和社会人口学特征相匹配的个体相比,运动的人在过去一个月中精神健康状况差的天数减少了 1.49 天(43.2%)。与不进行运动相比,所有运动的类型均具有降低心理健康负担的作用(最小减少量为 11.8%,最大减少量为 22.3%)。

在国内,运动与心理健康关系的研究,也证明了不同类型的运动对心理健康产生的影响。长期有氧运动能有效地改善人的焦虑和抑郁状态,还可以帮助药物依赖者康复。但在运动的过程中需要明确的是,无论进行的是何种运动,在时间和强度上的把握是非常重要的,要掌握适度原则。运动持续的时间过长会造成肌肉疲劳、加重关节负担等对于身体健康不利的现象。对心理的影响也是同样的。研究人员发现,当每次运动的时间超过 90 分钟以上时,对于心理健康的益处是微乎其微的。当每次运动的时间超过 180 分钟以上时,对于心理健康就会产生负面的影响。因此,在适宜的运动频率和时长范围内进行运动是十分关键的,运动的时长和运动的频率并不是越高越好,但这一点在以往常常受到运动者的忽视,也是运动中常见的误区之一。研究表明,每次运动 30～60 分钟可以有效地降低心理压力,45 分钟是最适宜的运动时长。每周 3～5 次的运动频率能够使运动者的心理健康状况达到最佳的状态。

**2. 水中运动疗法对心理健康的影响**

考虑运动与健康的关系以及运动对心理健康的正向影响,团体运动的效果最佳,以团体形式进行的运动,如球类运动、团体操等,比跑步或者走路对于心理健康更有益。这一观点已经得到学界的高度认可。而特定类型、持续时间和运动频率已经成为减轻心理健康负担有效的临床指标,并值得进行干预研究。

在众多类型的运动中,为什么水中运动对于人的心理健康有着积极的影响?道理很简单,水具有热膨胀的性质,由于水这一媒介的特殊性,为人的心理健康的提升提供了可行性和动力。在水中自我冲突和滥用身体部位的行为会被减弱,这可能是由于水的交互作用。水中运动也提供了水的张力和阻力对人体的释放作用。此外,通过与其他参与者和指导者的互动,水中运动者的社交和娱乐技能、认知技能都可以得到提高。

但要明确的是,水中运动种类繁多,其对于心理健康的影响程度也不尽相同。例如,传统的水中运动游泳,在运动的过程中没有语言交流,反而会让人产生孤独感,在一定程度上对心理健康的提升不具有积极影响,对于心理健康负担的降低没有明显的效果。又如,水球是非常具有代表性的团体性水中运动,在运动的过程中需要频繁的互动以增强团队配合,让人长时间保持兴奋的状态,其对心理状态的提升就明显优于游泳。

水中运动疗法对于心理健康的积极影响主要来自三个方面。首先,水中运动疗法兼具了水中运动的特性,同时又是一项具有团体性的有氧运动,能吸引人们来参与,对于人的心理健康有着非常积极的促进作用;其次,水中运动疗法将陆上运动与水的特性很好地结合在一起,能够充分缓解人体运动功能障碍,是一种非常科学新颖的水中运动方法;第三,水中运动疗法涵盖项目丰富多样,包括水中有氧健身操、水中瑜伽、水中太极、水中搏击等,皆为团体性的水中有氧运动,适于各类人群、各种年龄段的人群参与。

通过文献资料的研究发现,目前上述运动项目对心理健康影响的研究均为在陆地上进行的而非水中。因此,专门针对水中有氧健身操、瑜伽、太极等项目对于心理健康影响的研究极少。但如果抛开“水中”二字,那么研究的数量就明显增多,但归根究底,即使运动项目的环境发生变化(陆地进行和水中进行),其内核和实质也是不变的,对于心理健康的影响也是相通的。以有氧健身操和太极为例。太极推手能够对女大学生的精神和情绪产生积极影响,提高女大学生的自我意识,进而培养她们的抗挫折能力和意志品质,有效消除她们的心理困惑,提高心理素质和健康水平。水中健身操作为一项新兴的体育项目,对大多数女大学生的心理健康问题有一定程度的预防效果。实验前心理压力越大,在实验后的心理测试得分下降的幅度越显著。在陆地上,肥胖女大学生在进行有氧健身操练习后,其躯体化、抑郁、人际关系敏感、强迫、敌对、恐怖、焦虑等心理指标均低于练习前。另一项研究也证明,大学生在进行有氧健身操锻炼后,其人际关系敏感、忧郁、焦虑、偏执、敌对和精神病性6项得分与实验前有明显差异,实验后大学生心理状态明显优于实验前。由此可以看出,太极和有氧健身操运动对提高大学生的心理健康水平有着重要的作用。

团队运动涉及合作及社交,会让人保持兴奋的情绪,这一点是毫无疑问的。在水中运动疗法所涉及的项目中,水中健身操和水中搏击属于能够调动运动者情绪、激发兴奋状态的团体性水中有氧运动。水中瑜伽和水中太极则从另一个角度,通过冥想思考对人的心理健康带来有益的影响,从而降低日常生活中产生的心理健康负担。

## 五、对其他方面的影响

运动对全人类的健康产生重大影响,能够有效地减少或消除不健康的行为,大大改善健康状况。运动可以预防医学上的损伤,并且可以立即开始。有力的证据表明,缺乏运动会增加许多不利健康状况的风险,包括主要的非传染性疾病,如冠心病,Ⅱ型糖尿病,以及乳腺癌和结肠癌,并会缩短预期寿命。

一般来说,长期不活动会导致身体的能量和耐力逐渐降低和减弱。不活动的人的体重更容易增加,呼吸也更浅。心脏肌肉因使用较少而萎缩,而且血管也会失去弹性,这就增加了患心血管疾病的风险。显而易见的是,不活动的人较活动的人更容易变得虚弱以及罹患疾病。一个勤于锻炼的人则会拥有更多的活力并享有完整的自我意识。

从各方面来说,保持健康的锻炼是很有意义的。除了上述所列出的益处外,水中运动疗法的练习还会产生更好的伸展效果,减少冲击应力,并相较同一项目在陆上进行时燃烧更多的脂肪。

# 第二章

# 水中运动疗法的科学原理

## 第一节　水中运动疗法的基本原理

液体和气体对浸入其中的物体会产生向上的托力,在物理学中将这种向上的托力称为浮力。当人体在水中时,水作用于人体则表现为与重力方向相反的力。由于重力与浮力的作用,身体在水中会产生旋转,直至平衡。而由于浮力的作用,伴随着水深的不断增加,水的浮力会抵消部分人体重力的影响,同时也会减轻人体关节在水中受到的负荷,使关节活动在水中变得更加容易。

### 一、阿基米德原理

根据阿基米德原理,浸入静止流体中的物体会受到一个浮力,该力的大小等于该物体所排开的流体重量,方向垂直向上并指向所排开流体的形心。水中的物体会受到两种相反的力,即重力和浮力。浮力是一种向上的推力,它与重力的方向相反,重力则作用于将物体往下拉的方向。

作用力与物体自身强度有关。物体结构越紧凑或密度越大,浮力就越小。一个致密物体,如一块质量为 150 磅(1 磅≈0.45 千克)的石头会下沉,而体重 150 磅的人则不会下沉。

浮力可以通过体积测量,并通过将物体浸入水中排出的水体积来确定。当胃中充满空气时,身体受到浮力更大。通过有氧运动增加肺活量可能会增加身体受到的浮力。高脂肪含量的身体受到的浮力更大,因为脂肪的密度明显小于整个身体密度(0.97~0.95)。

浮力随着体积的增加而增加。因此,体积越大的物体,其排出水的质量就越大。长杠杆比短杠杆受到的浮力大。浮力不仅对整个身体有影响,而且对肢体部分也有影响。

浮力最大可能地抵消了重力的影响。当漂浮体的质量等于所排出流体的质量时,浮力中心(一般是指活塞充气时的重心)和重心(一般是指髋部)在同一条垂直线上。当被淹没的物体质量不等于所置换液体的质量时,浮心中心和重心不在同一直线上,此时身体或物体将开始滚动,直到达到受力平衡且浮力中心和重心在同一垂直线上为止。通过延长或缩短肢体移动距离来改变重心将有助于身体达到平衡。如果身体悬浮在水中,就像游泳运动员或深水跑步运动员一样,身体会围绕着重力中心(臀部区域)旋转。潜水运动练习者必须保持浮力中心和重力中心在同一垂直方向上并准确对齐。

简而言之,在水中移动的任何物体都将受到浮力的作用,在水中向下移动的任何物体都将被浮力所阻碍。在水中运动疗法的练习中,一般采用以下器材(图 2-1)增加身体在水中受到的浮力。

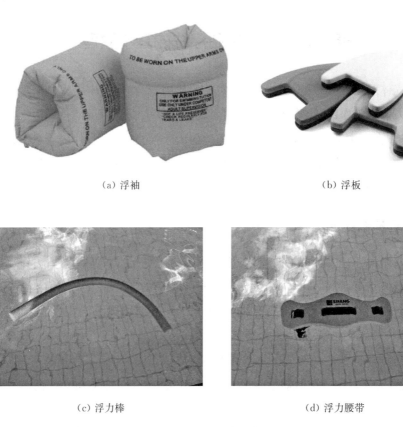

(a)浮袖            (b)浮板

(c)浮力棒            (d)浮力腰带

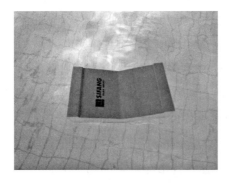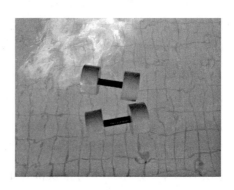

(e)浮力踏板            (f)浮力哑铃

**图 2-1　水中运动疗法常用练习器材**

## 二、阻力

水的阻力大约是空气阻力的 12 倍,这种阻力可能会降低运动者的运动速度,同时也会给人体带来巨大的好处。由于水的密度比空气大,所以水中的阻力更大,因此人更难在水中运动。这就印证了最基本的水中原则。为了充分了解阻力特性,要考虑这种力是如何在垂直和水平方向对人体产生作用的。下面将阻力分为表面张力、正面阻力和拖曳力分别进行解释。

**1. 表面张力**

在水中需要克服的表面张力是水作用在物体上的一种力。表面张力是在水的表面分子上施加的力,可能是由于在同一个分子上的黏性作用引起的。表面张力表现为水的表面有着不同的弹性。通过水面时,不会破坏水的表面张力。当手臂或身体的一部分被淹没时,表面的作用力表现为轻微的阻力。在水面连续移动物体会比不移动物体更困难。在游泳过程中,趴着游和仰泳比蛙泳和基本仰泳更困难。在水中运动时,挥舞手臂并穿过水面比将手臂保持在水面以下更难。

**2. 正面阻力**

正面阻力是水平方向上克服身体阻力过大的一种力。面对水且迎面接触的表面区域越大,受到的阻力越大。例如,向前穿过水面比横着在水中走时迎向水面的区域更大,受到的阻力也越大。

**3. 拖曳力**

在任何介质中移动时都会产生阻力。在水中作用于身体的拖曳力包括涡流阻力、皮肤阻力和尾吸力。首先,涡流阻力是随着侧边躯干或身体某个部分在水中移动时产生的。随着这部分肢体移动,小涡流在一旁产生,这些旋涡随着肢体轻微弯曲的次数增加而增加。其次,皮肤阻力是与身体接触的水产生的。流体黏附在运动中的身体表面,形成皮肤表面的流体层。这种阻力增加了锻炼的强度。最后,尾吸力是由于水无法填充身体流线型较差的尾部或肢体后面而产生的,所以身体必须沿着一定数量的水分子流线形状前进。简而言之,如果身体没有呈流线型的话,那么在水中受到的所有阻力都会增强。

## 三、水的浮力和缓冲

缓冲效果是在水中运动的另一个好处。由于在水深齐肩的深度时已经有 90% 的表观重量损失,水中运动参与者可以在较小的生物力学压力下进行锻炼。这使他们能够长时间地锻炼身体,且不受伤害。

## 四、相对密度

相对密度,也称为比重,指一定体积的物质质量与相等体积水的质量之比。水的相对密度为1。任何相对密度大于1的物体在水中都将下沉;任何相对密度小于1的物体将在水中漂浮;任何相对密度等于1的物体将在水面下漂浮。由于人体的肺部充满的气体比重通常小于1(0.95~0.974),因此人会在水中漂浮着;但当人的肺部排空时,人体相对密度为1.050~1.084,此时人会下沉。

肌肉发达的人相对密度较高,更容易下沉;脂肪较多的人相对密度较低,更容易浮起。

## 五、运动速度

在水中运动时,运动者需要改变运动的速度,以达到抵挡水的阻力这一目的。运动的速度必须调整到能够在不产生震动或影响身体姿势和运动范围的情况下完成。运动应始终受到控制。如果运动导致身体不受控制地偏离了准线,就需要对所选择的速度进行调整。同样地,在陆地上完成的踢腿速度不应该在水中也使用。在水中进行弹跳如果采用和陆上相同的速度运动则会造成关节和韧带损伤。

## 六、水的温度

### 1. 人体对水温的反应

从水中运动疗法的作用机制上看,温度产生的影响最为显著的。水的比热容大,导热性强。人体对水温刺激所产生的反应主要与人体体温与水温之间的差距、温度变化的速度有关。温度变化速度越快,作用面积越大,对人体的刺激作用就越强。体温与水温差距越大,人体反应越强烈。热水可使血管扩张,有促进新陈代谢、加速血液循环以及降低神经兴奋度的作用。除此之外,还有促进发汗、降低肌肉力的功效,可以在一定程度上缓解肌肉的疼痛。温水则有镇静催眠、缓解身体疲劳的作用。冷水可以使血管收缩,增强神经兴奋度和肌肉力。

在进行水中运动疗法的练习时,人体对水温的反应主要与水的成分、作用时间及运动次数相关。在水的成分上,在水中加入一些药物和气体,可以增强对人体的刺激。在作用时间上,时间越长,水温对人体的刺激作用越强,水中运动疗法的练习在水温的把握上要遵循适度原则,否则会产生反作用。在作用次数上,经过多次水中运动疗法练习,人体对水温的反应程度会逐渐减轻,需要逐渐地增加强度以获得足够的刺激。

### 2. 不同人群的适宜水温

不同的水中运动疗法,所应采用的适宜水温均有所差别。因此,练习者要根据不同

的练习方法选择合适的水温。一般情况下,平均水温为33℃(92℉)。具体如下:

普通成年人:27℃～30℃(80℉～86℉);孕妇、肥胖人群:28℃～31℃(82℉～88℉);关节炎患者:29℃～33℃(84℉～92℉)。

### 七、静水压力

静水压力是任何静止物体上的流体所施加的压力。由于水中不存在静止位置,一些学者认为,同步肌和固定肌必须不断地活动才能使身体稳定。这种压力与身体上的所有表面压力相同,但是,它随着水的深度增加而增加。在水面上,静水压力为14.7磅/平方米。每增加1英尺(1英尺=0.304 8米)的深度,静水压每平方英尺增加0.433磅。这种压力使静脉血很容易回流到心脏,而不是聚集在下半身,导致水中运动时心率低于陆上运动,而不会损害心肺功能。

### 八、吸收力

身体通过加速、平衡和其他几个系统(肌肉骨骼系统、心呼吸系统)的相互作用产生力。水中运动产生的力会被池底和水吸收。在浅水运动中,力会被髋关节、膝关节所吸收,产生一种相等和相反的反应,这种反应只会与池底产生影响。由于水下身体或躯干运动的速度被水减慢或带走,力会减少,身体可能会出现生物力学损伤。

### 九、黏滞性

黏滞性表征了液体的特性,也就是说,它是一种产生在液体分子和混合物分子之间的阻力。黏滞性越高,阻力就越大。例如,糖蜜的黏滞性比水大得多,而水的黏滞性比酒精大得多。

当流体黏度较高时,流体的流动性降低,流体的阻力增强,黏度随着温度的升高而降低,这是由于分子进一步运动造成的。水起着运动阻力的作用,因为水分子倾向于黏附在流动的物体表面。随着温度升高,水的黏滞性一直在降低。因此,在水中比在陆地上受到的阻力作用更强。

### 十、能量消耗

水中运动相比陆上基础运动能量消耗更大。当走到室外时,每一步都会补充一定量的肌肉纤维。每一块肌肉纤维都需要消耗一定量的氧气来维持其运转。氧气消耗与热量消耗有关。当同样的散步在水中而不是陆地上进行时,锻炼者每走一步就需要补充更多的肌肉纤维,这意味着更多的氧气将被使用,并且会有更多的热量消耗。

水中运动相比陆上运动对于心脏负荷更小。心脏的一大功能是帮助身体散热,如果心脏必须在散热的同时向肌肉输送氧气,它只能超负荷工作。如果身体可以在水中冷却,心脏则不需要同时负责散热功能,它可以专注给肌肉供应氧气。因此,在保持较低的心率的同时,水中运动可以达到基本的锻炼强度。

# 第二节　水中运动疗法的物理定律

## 一、杠杆作用

杠杆定律听起来很复杂,但它的应用却简单易懂。跳跃式起重臂移动与手臂的直线距离可以相较弯曲手臂至手肘,甚至本质上同一动作提供更高的强度。前腿提举(踢腿)需要向前提举,即使运动是机械性的,也需要腿向前提举。不同的是,腿更长,增加阻力臂会增加锻炼强度。

几乎所有可移动的关节都与三级杠杆原理相似。关节本身就是支点,并在工作肌肉固定到活动骨骼的精确点上施加力。杠杆的阻力臂是指从支点(关节)到其所处位置的距离。在进行水中运动时,水本身就提供了阻力。当使用杠杆时,工作负载可以通过两种方式增加,即延长阻力臂或增加阻力本身。如果想通过延长阻力臂来增加强度,应该完全伸展四肢。如果要减小张力,则应缩短阻力臂。

## 二、惯性

牛顿第一定律,又称惯性定律,表述为:任何物体都要保持匀速直线运动或静止状态,直到外力迫使它改变运动状态为止。状态不同时,惯性的特性是存储在运动中的变化。静止时的加速度倾向于保持静止;匀速运动时,物体倾向于以恒定速度保持运动,而不受外力的影响。为了克服惯性,必须施加外力。

克服惯性的力量可被用于改变训练的强度。通过使用更少的重复在水中运动和改变方向,运动者可以增加工作强度,而不是通过使用力量克服惯性。如果人体重复多次相同的运动,保持原位,或保持运动面向一个方向、强度,可通过最小限度地减少储存力来克服惯性。

有三种不同类型的惯性:静止惯性、运动惯性和惯性滞后。从水中的运动点开始,当运动准备就绪并且需要开始运动时,必须克服静止惯性。当运动者已经在运动并需要保持运动时,要克服运动惯性。惯性滞后意味着势能的损失,需要额外增加势能保持前行。

## 三、加速度

牛顿第二定律表述为:物体加速度的大小与作用力成正比,与物体的质量成反比,且与物体质量的倒数成正比;加速度的方向与作用力的方向相同。换言之,一个物体的加速度取决于它的质量和作用力。需要外界的力使物体从静止的水中开始移动;移动得越快,代表外界的力越大。

加速原理适用于运动的开始,这意味着在水中向前跳跃的人比在水中跳跃的人更快地到达地面。另外,为了实现相同的加速度,体重较重的人比体重较轻的人消耗更多的能量。

当需要突然爆发力量时,加速原理也适用。因为加速度与质量成反比,体重较轻的人加速更快,但是体重较重的人想获得相同大小的加速度就需要使用更多肌肉的力量。加速度与施加的力成正比。进行新运动的人将获得更高的运动强度。慢跑或步行的人将无法通过向上推或从水中推的方式获得突然爆发的力量。

## 四、反作用力

牛顿第三定律表述为:相互作用的两个物体之间的作用力和反作用力总是大小相等,方向相反,作用在同一条直线上。换句话说,二者之间是大小相等、方向相反的,即等大反向。

利用这条定律,可以通过使用阻碍手臂运动的方法来提高强度或通过使用辅助手臂运动来降低强度。例如,如果运动者向后慢跑时,手臂向前摆动,这将有助于身体向相反的方向移动,从而增加锻炼的强度。手臂的运动实际上有助于放松并增加锻炼的强度。

在水中运动时,动作与反应的规律也被用来改善或维持身体组织状态。当运动者用手向背后推以帮助其在水中向前移动时,要保持直立并使身体协同运动。如果摆动手臂向前移动,就可能会因为水不仅会阻碍身体,而且会阻碍手臂,使头部、肩膀和脚向前移动而失败,造成危及安全的后果。

如果没有足够的力量来保持身体的对正,惯性定律可以用来增加锻炼的强度。慢跑时,手臂向后挥动,可以使身体向前走,使身体保持稳定状态。手臂试图发力前进,会增加训练强度。

# 第三节 水中运动疗法的运动强度

运动强度是运动处方的核心,运动强度的大小会影响锻炼的安全性和效果。若运动后心情舒畅,精神良好,工作精力充沛,饮食和睡眠良好,原有疾病症状有所改善,且次日清晨睡醒时安静状态下 1 分钟心率保持平稳而稍有减慢,则表示运动强度适中。

## 一、用心率来衡量运动强度

对水中运动教练来说,心率与锻炼强度之间的关系十分复杂。主要有静息心率、最大心率以及多种心率测定公式。

**1. 静息心率**

静息心率(resting heart rate,RHR)又称安静心率,是指在清醒、不活动的安静状态下,每分钟心跳的次数。通常为 60 次/分钟。在早上起床前或安静地坐 20 分钟后,可以进行测量。为了确保静息心率的准确性,应分别测量三次不同情况下的静息心率并取平均值。

平均静息心率约为 72 次/分钟,一个正常成年人的静息心率为 50～60 次/分钟。较低的静息心率通常表示较高的调节水平。运动员的平均静息心率为 40 次/分钟或更低。久坐或不健康的人平均心率为 80 次/分钟或更高。

**2. 最大心率**

最大心率是心脏每分钟能跳动的最大次数。这是一个人在剧烈运动中所能达到的最高心率。最大心率的计算公式为:220－实际年龄。

**3. 心率测定公式**

年龄推测法:靶心率＝180/170－年龄。

靶心率法:靶心率＝静息心率＋20～30 次/分钟(体能差者＋20 次/分钟,体能好者＋30 次/分钟)。

峰值心率法:靶心率＝最大心率×运动强度。

心率储备法(kaevonen method):靶心率表＝(最大心率－静息心率)×运动强度＋静息心率。

心率储备法已被广泛用于计算陆上有氧运动水平。这是一种基本准确和非常流行的方法。在陆上运动计量中,当在个体上平均使用时,心率储备法公式的计算结果每分钟都会多 10 次或少 10 次。这是由美国运动医学学会(American College of Sports Medicine,ACSM)建议提出的。

## 二、心率监测

运动者应充分熟悉监测心率的方法以监控训练强度。有五个主要的脉搏部位可进行心率监测。

**1. 手腕**

桡动脉脉搏,也称为手腕脉搏,可以从拇指感觉到一条直线。运动者应轻轻地用食指和中指的尖端在腕关节之间的桡动脉上下压。这就是所谓的桡动脉脉搏点。惯用右手的运动者可检查其左手腕关节的脉搏,惯用左手的运动者可检查其右手腕关节的脉搏。

**2. 太阳穴**

太阳穴脉搏位于耳朵前方,可以很容易地在两边太阳穴感受到。运动者可用食指和中指向下轻按感受到这个脉冲点的跳动。

**3. 颈部**

颈动脉脉搏位于脖子上的毡腮腺动脉,即喉咙两边。运动者可通过食指和中指轻轻按压脖颈两侧感受到。按压力度过大,可能会刺激弹性机制,导致心跳减慢。喉咙的两侧都可以,因为两侧都有一个木瓜蛋白酶动脉。不要同时按两侧,会导致大脑的血液供应减少。当使用这个脉搏部位时应该额外谨慎。

**4. 胸部**

胸部的心尖搏动是在运动之后感觉最明显的一个。运动者将手的跟部放置于心尖位置,即胸部上方,即可感受到。

**5. 锁骨下**

有些运动者可能会感受到锁骨内的软骨。运动者可将四根手指沿着锁骨从"V"或"凹口"出发,然后轻轻地将食指和中指按在骨头顶部感受脉搏。

## 三、检测心率的方法

虽然心率通常用每分钟脉搏跳动多少次来表示,但实际上并不准确,因为一旦运动减弱或停止时,心脏跳动速度便开始减缓。相反,一分钟的心率通常是通过计算 6 秒的心跳,然后再加上一分钟的心跳来监测的(即加 10 次)。

例如,在课堂上,老师会通过说"心率,开始"来指导学生测量心率。学生在 6 秒钟内测量,这时老师会说:"停。"如果学生数到了 6 秒钟内有 12 次搏动,相当于每分钟 120 次搏动。通过进行这样简单的测试,学生可以快速了解他们的运动强度高低。

也可以一次脉搏测量持续 10 秒,并乘以 6 作为一分钟的值。10 秒的计数似乎可以在陆上练习中准确进行,并且可以应用在各种项目中。但陆上运动的 6 秒计数法可能在水中运动脉搏测量计数时带来较大的误差。由于水的冷却作用,在水中运动减弱或停止时,运动者的心率会快速下降。一个 10 秒的计数使运动者测量脉搏时,在加长的 4 秒内心率迅速下降。因此 6 秒脉搏测量计数可以提高水中运动时测量的精确度。

水上运动协会(Aquatic Exercise Association, AEA)在与目标健身准则和健身公司的合作下,分别使用 10 秒计数法和 6 秒计数法检测了 230 名水中运动者的心率。在 1 835 次心率检测中,1 615 个(88%)结果表明,10 秒计数法的心率检查结果低于 6 秒计数法,其中 220 个(12%)结果中,有 82 个结果的 10 秒计数法等于或大于 6 秒计数法。研究人员认为,由于 6 秒计数法的结果比 10 秒计数法的结果低 88%,因此 6 秒计数法的准确性更高。这似乎表明,水的冷却效应对心脏恢复到的之前状态有帮助,更短时间的脉搏计数法更准确。

虽然 15 秒脉搏计数也可用于运动课程中,但为了将 15 秒脉搏转换为 1 分钟的结果,运动者必须将 15 秒内脉搏计数结果乘以 4。经过良好训练的运动者很少使用 15 秒计数,这是由于他们的心率恢复速度极快。

心率通常在 45～60 分钟内检测 4 次。第一次检测是在有氧热身后进行,此时的心率可能为 100～110 次/分钟。在有氧运动期间,在水中运动时,心率通常为 103～145 次/分钟。最终心率应在剧烈运动部分之后或冷却时间后 5～10 分钟。心率应为 110 次/分钟或更低,以确保恢复正常活动。

刚开始运动课程时,每 5～10 分钟检测一次心率,以确保运动者理解这一流程并了解自己训练时的正常心率。当熟悉心率测量点、检测脉搏方法、了解数字结果的意义后,就不用频繁地检测心率了。当运动者对流程熟稔于心后,建议每 10～15 分钟检测一次心率。

如果运动者觉得自己锻炼不够努力,可以通过以下八种方法来增加运动强度:

(1) 每次踢腿之间要有一个大的弹跳。应尽可能地从池底向上推,使身体离开水池。

(2) 完全取消弹跳。只用肌肉力量把腿踢得尽可能高,然后再把腿踢回来。身体的其他部分应该保持良好的姿势,身体上部几乎不移动,这将增加腿部肌肉对氧气的需求。

(3) 在踢腿的时候在水中穿行。可以前后移动,也可以朝某个角度移动。在水的阻力作用下,身体移动会增加身体对氧气的需求。

(4) 在水中比平时走得更远。通常运动者能在 8 次踢腿中向前移动 4 英尺,如果能够挑战在 8 次踢腿中向前移动 5 英尺,这将迫使更多的肌肉纤维发挥作用,从而增加氧气的消耗。

(5) 踢腿时把腿抬得更高。在分配给每个踢腿动作的时间内,运动者应该尽可能扩大运动范围。注意避免猛拉关节或前倾。

(6) 增加一些踢腿中正在使用的手臂运动力量或肌肉力量。涉及的肌肉越多,需要的氧气就越多。同时也应该锻炼手臂。

(7) 踢得更快。提高速度,同时保持安全、直立的身体状态,可以增加锻炼强度。注意速度太快会损害关节。如果有任何关节压力,跳过这个方法,只使用(1)—(6)和(8)的方法。

(8) 慢点踢腿。较慢的踢腿(只有良好的姿势调整才能完成)将允许运动者进行更大范围的运动(较高的踢腿),并专注于踢腿时保持肌肉的升降。

# 第四节 水中运动疗法适应证与禁忌证

## 一、水中运动疗法的适应证

水中运动疗法的适应证较为广泛,对于不同类型的病症都有着一定的缓解及康复作用。根据各种病症的特点,可以将水中运动疗法的适应证分成以下五类:

（1）由年龄、过度使用、骨关节损伤导致的股关节疾病:肩背部肌肉痛、股骨颈异常、腰椎病、风湿性关节炎、类风湿性关节炎、变形性关节炎强直性脊柱炎、半月板损伤,纤维肌痛症、多发性硬化等。

（2）由年龄、环境、遗传及肢体痉挛导致的神经系统疾病:帕金森综合征、中风、脊髓病、脑瘫、脑损伤、神经衰弱症等。

（3）脂肪代谢紊乱及遗传导致的无法在陆地进行正常运动代谢症群:单纯性肥胖症、继发性肥胖症、糖尿病、高血脂等。

（4）由高温、电流、强辐射或腐蚀性物质引起的皮肤损伤:烧伤、烫伤等。

（5）由变应源、遗传引起的,环境、药物及生理因素促发的呼吸系统疾病:支气管哮喘等。

## 二、水中运动疗法的禁忌证

与适应证相同,水中运动疗法也存在许多的禁忌证。患有下列疾病的人群不适合水中运动疗法及其他水中运动。根据不同病症的特点,可以将水中运动疗法的禁忌证分成以下五类:

（1）所有传染性疾病,皮肤、眼睛及耳朵感染或发炎症（银屑病、手足癣、红眼病、沙眼、中耳炎等）;

（2）严重精神疾病（精神病、癫痫病等）;

（3）严重器官衰竭、心脏病、肾脏疾病,未经控制的高血压、动脉硬化,心肺功能不全、肺活量<1 000毫升;

（4）女性生理期;

（5）流行性感冒、发烧、喉部感染;

（6）骨折未愈及外伤出血等开放性伤口。

# 第三章

## 水中运动前的适应练习

## 第一节　热　身

### 一、热身的意义

热身从热量热身开始。热量热身是针对骨骼肌(身体表面使你运动的肌肉)和支撑它们的骨头,包括控制完成轻柔运动,是逐渐增加的小范围的运动。这类热身的目的是增加肌肉和关节周围软组织的血流量,增加体内温度,并释放滑膜液。

在热量热身过程中,体内温度将升高1℃~2℃。当身体为即将到来的剧烈运动做准备时,更多的氧气被释放到肌肉中,这就是热身的目标。要了解提高肌肉温度的重要性,可以想象成化学实验室的实验。有些化学反应只有在加热时才会发生;其他反应亦然,当使用合适的温度时会更有效。

同样,人体的化学反应在特定的温度下发生得最好。提高肌肉温度是剧烈运动时发生化学反应的理想状态。提高的温度也使肌肉纤维更具韧性,从而减少在踢踏、慢跑、推、拉等剧烈运动中受伤的可能性。

热量热身对关节也是有益的。关节是任意两根骨头连在一起的地方。骨头通过韧带相互支撑。整个关节被包裹在一层称为滑膜的像丝一样的薄膜中。当进行运动时,细胞膜分泌称为滑液的润滑剂,这有助于关节滑动而不发生摩擦。滑液的分泌是人们可以拥有更好运动状态的原因。运动也使得关节更润滑。

热量热身应该持续3~5分钟。主要肌肉群应以与有氧运动同样的方式来进行锻炼。所有主要肌肉群和关节都应用于隔离运动和中、低强度运动。开始时动作缓慢,力矩短,活动范围小,这会刺激滑膜液的释放,润滑关节,让身体逐渐暖和起来。热量热身的后半阶段可以结合更全面的运动范围,长力矩和更强大的每一个肌肉群的牵引力。

### 二、预拉伸

热身的下一阶段是预拉伸部分,旨在防止在高强度运动中受伤。伸展日常生活中紧绷的肌肉是很重要的。在这一阶段上,任何主要的肌肉群都可以伸展,腓肠肌和比目鱼肌(小腿)、髂腰肌(臀部屈肌)、腿筋(大腿后部)、下背部和胸肌(胸部)都应该在这段时间内伸展。伸展运动通常在伸展前进行 5～10 秒。

在做伸展运动的时候,保持身体温度在一个舒适的水平是很重要的。如果运动者感到寒冷,肌肉会收缩,如果继续伸展就会受伤。在下半身伸展时保持上肢的运动,反之亦然,这有助于保持肌肉的温暖和柔韧。

## 三、心肺热身

心肺热身是热身的最后一部分,包括扩大运动范围和中等强度的锻炼。心肺热身的目的是使心脏、肺和血管系统逐渐超负荷工作。最安全、最有效的方法是让所有身体部位逐渐适应不断增加的运动需求。这适用于身体的所有系统。

剧烈运动使身体需要更多的氧气。此时,骨骼肌对静脉进行挤压,使血液更快地回流到心脏,导致心脏负荷过重。心脏的反应是跳动更快,也更有力。这种类型的逐渐超负荷比突然的、超负荷更容易对心脏造成伤害。

肺是自动运转的,但不是自动供能的。肌肉负责改变胸腔的大小。肺活量的变化会影响肺内的气压。压力的变化导致肺膨胀和收缩。

随着身体对氧气需求的增加,呼吸肌肉收缩和放松得更频繁,所以额外的呼吸每分钟进行一次。其结果是,身体可以处理更多的氧气和排除更多的废气。就像心脏一样,呼吸肌肉能有效地适应氧气需求的逐渐增加。

心肺热身进一步增加了心脏对氧气的需求,并提高了身体的核心温度。心肺热身通常持续 3～5 分钟。

为了在预拉伸阶段保持体温,一些教练会使用(和加热)肌肉群来穿插运动,并拉伸肌肉群。

有些水中运动者觉得热身对他们的运动来说是不必要的或者太耗费时间。研究表明,开始一项高强度的运动会不正常地增加动脉血压,进而导致心脏压力。其他研究表明,与没有先热身的运动者相比,运动前热身可以显著降低剧烈运动阶段的异常心电图读数。这些都证明了热身对运动者的安全很重要。

有效的热身会产生很多好处:增加肌肉柔韧性,提高收缩效率;增加肌肉收缩的力度和速度;增强肌肉弹性和拉伸反射的敏感性,增加肌腱的灵活性,减少受伤的风险;改善新陈代谢,促进身体更有效地利用碳水化合物和脂肪;增加最大摄氧量和到精疲力竭时可坚持的时间。

# 第二节　陆上热身练习

## 一、陆上热身操

陆上热身操可以使身体各个部位的肌肉得到适当伸展和拉长,使体温略微升高,肌肉和关节更加灵活,并避免损伤。陆上热身操的活动顺序最好从头部逐渐向肩、躯干、上肢和下肢过渡,每节可以做4×8拍,持续时间在10分钟左右(图3-1)。

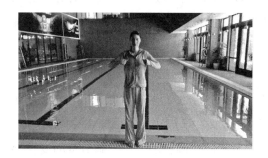
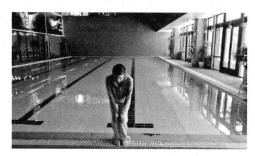

图 3-1

## 二、牵引拉伸

牵引拉伸的目的是增大动作幅度。在陆上热身操之后,可以安排一些牵拉伸展练习。牵拉伸展练习可以在陆上进行,也可以在水中进行。柔韧牵拉练习的方式有很多种,最常用的有以下二种。

### 1. 动力牵拉

用很快的速度和较大的力量使关节的活动最大幅度,例如,肩部绕环(图3-2)。

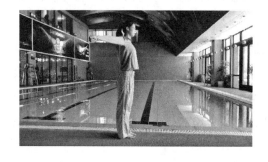
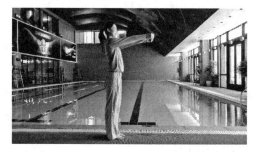

图 3-2

**2. 静力牵拉**

与绕环正好相反,轻柔缓慢地将关节移到最大活动范围,然后静止 5～30 秒。用较慢的速度进行动力牵拉,可与静力牵拉结合进行,当关节移动到最大幅度静止 5 秒或更长时间(图 3-3)。

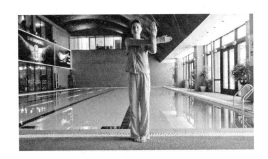
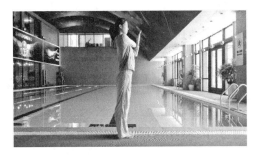
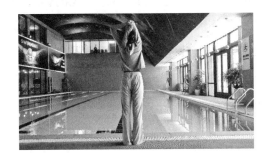
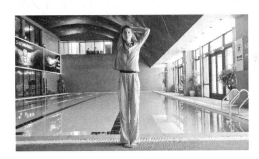

图 3-3

## 三、陆上吸气吐气模仿练习

游泳运动本身具有一定的危险性,因此始终强调的是安全第一。特别是对于初学或者水中运动基础较弱的运动者来说,在水的环境下都会有不同程度的紧张。因此对于想要尝试水中运动的运动者来说,如何克服这种恐水紧张的心理,在水中自如地呼吸,是水中运动疗法开始的第一步。吸气吐气的练习是熟悉水性非常重要的环节。为了让运动者能够在水中相对快速地进入状态。首先要在陆上进行吸气吐气的模拟练习。在水中呼吸与陆上相比最大的不同在于,呼吸的方式是用口吸气,用口鼻吐气。在这个过程中应保持连贯、平稳、均匀地呼吸。吸气时小口快速,吐气时匀速地将腹腔和胸腔中的气全部吐出。

需要明确的一个问题是,为什么一定要用口吸气。这是因为,在水中练习的过程中,需要将整个身体浸入水中,当运动者的头部浮出水面时,脸上会布满大大小小的水珠。这时如果用鼻子吸气,就会把这些水珠吸入鼻腔中,鼻子会感到酸涩,甚至会呛水。因此,在水中进行呼吸时,最重要的一点就是牢记用口吸气。

许多运动者在初次尝试这种呼吸方式时可能会感觉到很不习惯,是非常正常的,它与人们正常呼吸的方式是有所不同的。需要通过反复多次的练习,慢慢适应这种呼吸的节奏和方式,这对接下来水中运动有很大的帮助。平稳均匀的呼吸状态也能帮助运动者较快地在水中放松下来,适当消除和减少对水的恐惧。

练习方法:在陆上模拟练习水中呼吸,连续吸气吐气 6 次,做 2～3 组。在练习过程中有意识地控制鼻腔,体会用口吸气、口鼻吐气的节奏和方法。

# 第三节　水中适应练习方法

水中适应练习可提高运动者熟悉水性的兴趣,并有目的地进行有组织的水中体育活动。水中适应练习可以作为运动者在水中的辅助练习,也可以作为常规的体育活动,甚至可以成为人们在水中进行娱乐的一种手段。水中适应练习是初学者快速克服对于水的恐惧的一个重要方法,在练习的过程中可以丰富对水的认识,减轻恐惧的心理障碍,提高身体素质和水感,有助于标准动作的完成。水中适应练习种类繁多,下面将进行简单阐述,练习者可根据自身情况自由选择。

## 一、水中站立、行走

通过陆上的热身、拉伸和吸气吐气的呼吸练习,身体处于一种相对放松的状态。运动者依次下水,手扶住池边向外散开,成一排站立。距离相对集中,不要太过分散,左右间隔约一个拳头的距离即可。进入水中以后,以双手扶住池边、原地踏步的方式活动身体,适应水温后,进行水中站立的练习。

运动者在入水后会明显地感觉到水中的阻力、浮力、压力等。这些力量会很容易让身体在水中失去平衡。因此在水中站立应保持双脚开立,或者双脚前后开立的姿势,双手自然落于身体的两侧,帮助保持身体平衡。

在适应水中站立后,尝试在水中行走。水中行走就是在腰部到胸部的深水中以足够快的速度行走,从而产生对心肺功能有益的超负荷。步频和步幅的类型应多样化,以确保使用的所有主要肌肉群在下半身。步幅应根据运动者的身高、腿长、力量大小,以及水深确定。走路的姿势也是多样的,向前走、向旁边走或向后走,脚趾向内或向外,腿伸直或弯曲,等等。不同的行走姿势所锻炼到的肌肉也是不同的。手的姿势可以使用手划或者慢跑摆臂的姿势等。相对而言,在水中横向走通常阻力较小,也不太费力。可以改变手臂和方向的大小。

通过不同姿势和方向的水中行走的练习,可以提高人体的心肺耐力、肌肉耐力和柔韧性,有助于改善体脂比。需要特别注意的是,在水中行走的过程中,身体很容易受到水的浮力和波浪的影响,前后左右地晃动。因此,在行进的过程中,应腹部收紧,髋关节保持紧张的状态。在水上行走中最容易出现的两个错误是,走路时身体前倾和后仰,以及在大部分的行走中使用相同的步幅。在水中行走的过程中,正确的身体姿势是非常重要的。首先,在节奏上,步幅应缓慢而有节奏。其次,头应与下巴集中保持在一个中立的位置,眼睛应该平视前方,而不是向上或向下看。除此之外,肩膀向后展开并放松,胸腔提起。从侧面看,运动者的耳朵、肩膀、臀部应该对齐。保持良好的身体姿势能增强腹部和背部肌肉的力量。

练习方法:2组10米向前折返行走(摆臂)。进入水池适应水温后,慢慢向前走到10米处折返,原地休息后再进行一次10米的折返行走。注意,脚步不要迈得太大,身体微微前倾,双手配合行走的步伐前后摆动起来,幅度不要太大。手臂的自然摆动可以帮助身体在水中行走时保持平衡。2组15米的前后折返行走(划水)。行走时,双臂前伸,配合步伐从前向后划水。行走时速度要慢一些、平稳一些,再配合吸气吐气和手部动作,四肢协调地向前行走。

## 二、水中呼吸

通过水中站立、行走的练习,初步体会在水中保持身体平衡的方法。下面趁热打铁,继续进行熟悉水性的第三个部分,水中呼吸练习。

运动者双手扶住池边,面向教练站成一排。先原地练习,寻找吸气吐气的动作和节奏。安全起见,在水中练习的过程中,双手不要离开池边。让身体放松,用口吸气,然后低头,在水中用口鼻吐气。尝试在水中能够吐出气泡。注意控制鼻腔,千万不要用鼻子去吸气。运动者在把脸埋入水中之后,可能会感觉有一点紧张和害怕。要让身体尽量地放松,不要紧绷用力。

适应后继续增加难度,手扶住池边,小口快速地吸一口气,然后慢慢下蹲,尝试着把身体完全浸入水中,让身体充分地融入水的环境里,慢慢吐气。

在水中进行吸气吐气练习时,一个很常见的问题就是无法连续地呼吸。这是因为运动者在水中没有把气完全吐出来,只吐了一半就站立起来了。这个时候口中还留着一些气,就没办法直接吸气,只能先把口中的气吐出来再吸气。这样呼吸就无法连贯起来。一定要注意,应把气在水中完全吐干净,再抬头吸气。

练习方法:双手扶住池边,进行5组6次的呼吸。应把握节奏,站立吸气,下蹲吐气。站立起来直接吸下一口气,下蹲吐气。这样连续进行6次,整个过程中保持连贯,节奏尽量放慢,慢慢地找到连续呼吸的感觉。

### 三、水中憋气

水中憋气的目的是让运动者体会身体浸入水中时，如何去控制鼻腔和声门。水中呼吸练习的重点在于对鼻腔的控制，水中憋气则是在控制鼻腔的基础上控制声门，也就是在水中保持一定时间的静止憋气状态。

憋气时要让身体保持静止不动的状态。运动者在憋气的过程中，避免任何手部和腿部的动作（蹬腿或者手臂用力下压的动作），并且尽量不移动身体位置。这些动作都会增加耗氧量，缩短憋气的时间。除此之外，在憋气的过程中不需要刻意地控制身体的姿态，可以双腿踩住地面，也可以下蹲，或者身体充分放松，让双腿轻轻离开地面。需要注意的是，开始憋气后身体就尽量保持不动，不要有大幅度的肢体动作，一直到结束。

练习方法：2 组不限时间水中憋气。深吸一口气低头憋气，放松四肢，尽量把时间延长，然后在水中把气全部吐出来，站立起来；2 组 30 秒以上水中憋气。运动者可在心里默数，把憋气的时间保持到 30 秒以上。让运动者初步找到在水中憋气的感觉，不用特别在乎时间长短，通过反复练习将憋气的时间延长。

### 四、水中漂浮

水中漂浮的目的是让运动者体会如何在水中控制身体姿态，让全身充分地放松和舒展。水中漂浮是在憋气的基础上进行的，在憋气练习的过程中，当运动者的身体充分放松时，双脚会慢慢离开地面，产生轻微漂浮的感觉。这是由于当身体充分放松的时候，水的浮力会让身体慢慢地产生一个向上的力，这对水中漂浮的练习有很大的帮助。

**1. 扶池边展体漂浮**

运动者在水中两脚开立，双手扶住池边，两臂放松向前伸直，腹部收紧，深吸一口气后低头前倾，眼睛看向池低憋气，双脚轻轻蹬离池底，胯骨打开向后伸展，身体成俯卧姿势漂浮于水面。双臂、两腿自然分开，眼睛看向池底憋气，腹部微收，身体在水中充分伸展放松，保持流线型姿势。

在展体漂浮的练习中，很容易遇到的问题就是身体无法长时间保持俯卧姿势，腿部会慢慢向下沉。这是由于运动者的手臂弯曲紧绷，肩膀用力下压，胯骨收缩，没有充分展开。因此，在展体漂浮的过程中，手臂应自然伸直，手肘不要弯曲，用手掌或者双手四指，轻轻搭在池边，而不是用力下压。慢慢让上肢放松，这时腿部会慢慢地开始向水平面接近。对于初学者来说，要长时间地保持较高的身体位置是很困难的。如果腿部下沉，不要马上站立，在能憋住气的情况下，双手扶住池边，脚再蹬一下池底，进行漂浮。如此反复地尝试，直到让身体可以长时间地保持展体漂浮姿势。

练习方法：4～6 次扶池边展体漂浮练习。手臂伸直，双手轻轻搭在池边，慢慢让上肢放松。需要呼吸时,双手下压池边,双脚自然落地后慢慢站立起身。

**2. 双手推离池边展体漂浮**

双手推离池边的展体漂浮的动作依然是手扶池边,低头憋气,让身体成俯卧姿势漂浮于水面。保持10秒左右,让身体保持在较高的位置后,双手轻轻推一下池边,让身体向后滑行,在不借助池边支撑的情况下,尝试用自己身体的力量继续保持俯卧漂浮姿势。要特别注意的是,在推离池边身体向后滑行时,由于没有池边的辅助支撑,运动者在起身的时候一定要慢,不要突然用力抬头,这样很容易失去平衡,导致呛水。身体在漂浮状态下准备站立的时候,不要先抬头,憋住气膝盖弯曲,用脚接触池底,然后双手向下压水,抬头并平稳地站立起来,再进行呼吸。

由于缺少了池边的辅助支撑,运动者需要完全依靠自身的力量去保持漂浮姿态会非常吃力。特别容易出现挺腹、塌腰和抬头的动作。这时要借助腰腹部的力量,髋关节充分收紧,躯干保持直立。除此之外,头颈放松,下巴微收,眼睛看向池底,头颈下压,双臂置于耳侧,自然伸直,给下肢增加浮力,让身体保持平卧的姿势。非常容易出现的一个问题就是,身体还未完全漂浮起来双手就脱离池边,腿的位置过低,手脱离池边就站立起来。先按照扶池边展体漂浮的动作要领漂浮,四肢伸展,把胯骨伸展开,让身体保持较高的位置后,再尝试将手脱离池边。

练习方法:4~6次双手推离池边展体漂浮练习。练习人数较多时,可分成两组,交替进行练习。

**3. 在水中团身抱膝漂浮**

水中两脚开立,深吸一口气后,下蹲低头。前脚掌轻轻蹬池底,膝盖弯曲,大腿向上收,让大腿前侧尽量贴近胸部,小腿后侧向大腿贴近。双手抱住膝盖,身体成低头抱膝团身姿势。腹部微收,身体尽量放松,借助水的浮力,身体会慢慢向上升,直到感觉背部可以露出水面,保持不动,根据自身憋气能力,将漂浮时间尽量延长。起身站立时,先将双手打开,双脚再慢慢下落,双臂慢慢前伸,掌心向下压水,同时两腿自然伸直。双脚接触池底站立后,抬头吸气,两臂自然落于体侧。

尝试进行漂浮后的吐气下沉练习,动作相同。当背部露出水面后,保持5秒左右,将吸进的气快速吐出,这时身体会慢慢下沉。在下沉的过程中依然保持团身抱膝姿势,双脚踩到池底后,双手打开,双脚慢慢下落,双臂慢慢前伸,掌心向下压水,同时两腿自然伸直,双脚接触池底站立后,抬头吸气,两臂自然落于体侧。

通过以上两种方式的团身抱膝漂浮练习,体会如何在水中利用浮力和阻力保持平衡,以及不同身体位置的漂浮状态。在进行团身抱膝漂浮的练习时,很容易犯的错误,首先是,双腿未完全收起来,双臂无法抱住腿。其次,站立时用力过大,导致身体在水中翻转,失去平衡。大腿贴近胸前,膝盖充分弯曲,小腿贴近大腿,把身体充分团紧。因此,在站立时,手臂松开,让双脚先踩住地面,双手向下压水,抬头站立起来。

练习方法:3 次水中团身抱膝漂浮练习,3 次水中团身抱膝吐气下沉练习。将练习者分成两排,前后间隔 2 米左右,错开空间进行练习,避免冲撞。

## 五、划水运动

### 1. 蛙泳划水运动

两脚前后开立成弓箭步姿势,肩部沉没于水中,双臂于水平面前平举,掌心向下。下肢不动,两手屈腕,同时向侧下方 45°分水,至与肩同宽的位置。手肘弯曲向后推水,大小臂呈 90°时,掌心向内做抱水、合臂的动作,然后自然前伸,还原成前平举的姿势,如此反复练习。抱水时注意两臂屈肘尽量靠近肘部,前伸时向前送肩。

练习方法:2 组 6 次自由泳划水运动。配合呼吸,做分水抬头、伸手低头的练习。动作节奏放慢,频率保持一致。

### 2. 自由泳划水运动

两脚前后开立成弓箭步,肩部露出水面,上体前倾,两臂前伸,掌心斜向外;下肢不动,单臂向下、向外、向后做划水动作,出水后向前直臂还原成预备姿势,另一只手臂开始做同样的划水动作,两手交替反复练习。划臂时注意结合身体的侧转动作。

练习方法:4 组 6～8 次自由泳划水运动。可抬头目视前方,也可低头憋气尽量练习,频率保持一致。

### 3. 蝶泳划水运动

两脚左右开立稍下蹲(或前后开立成弓箭步),肩部露出水面,两臂前伸,掌心斜向外;下肢不动,两手屈臂,同时向侧下方分水,然后在水下做向内抱水,向后推水的 S 形划水动作,两臂出水后,在空中直臂前伸还原成预备姿势,如此反复练习。划水时要注意抓水和推水时的掌心的手形变化。

练习方法:2 组 6 次蝶泳划水运动。配合呼吸,分水抬头吸气,伸手低头吐气。动作节奏放慢,频率保持一致。

# 第四章

# 水 中 太 极

## 第一节　水中太极概述

### 一、水中太极的概念与形式

水中太极(Tai Chi)是日本横滨的学者良绀野(Jun Konno)创立的一套水中康复技术。水中太极运用了传统太极拳、日式指压按摩及气功的理念和动作技术,将深呼吸与缓慢流畅的动作相结合,用于治疗和预防运动过程中的跌倒及身体结缔组织的松动,缓解由年龄增长、过度使用、骨关节损伤导致的股关节疾病,以及由变应原、遗传引起或由环境、药物及生理因素诱发的呼吸系统疾病等的症状。

水中太极的物理原理要求在训练过程中重视姿势控制、呼吸控制及主动放松,包括一系列舒缓的、大幅度的动作。具体可分为对上肢、上肢及躯干、上下肢及躯干等部位的要求。在水中太极的练习过程中,体会手臂与躯干对抗水中的阻力。与陆地运动相比,水中运动可减缓下肢的压力和关节的负荷,降低造成关节和肌肉损伤的可能性。其整体理念是从身体开始,然后通过呼吸,最终传递到精神,触及心灵。

随着水中太极的不断发展,逐渐演变为单人水中太极和双人水中太极两种形式。其中,双人水中太极是两人搭档进行的拉伸项目。双人水中太极涉及运用呼吸的技巧对身体加以放松,减小压力、关节张力、肌肉拉力,以及减少牵张反射反应,提高身体的柔韧性和延展能力。

在我国,水中太极的应用也日渐广泛。水中太极是将传统二十四式太极拳中的动作与水的特性相结合,选取动作幅度不大以及对平衡有锻炼效果且适宜水中进行练习的传统太极动作。一般分为五式:左右野马分鬃,云手,高探马,转身搬拦捶,十字手。水中太极着重强调躯干与手臂对抗水中的练习,缓解腰部与腿部压力,同时又避免了陆上运动可能带来的损伤,达到将水与太极完美结合的效果。

### 二、水中太极对人体的益处

(1) 增强身体柔韧性、灵活性及扩大关节活动范围。

（2）促进身体新陈代谢，增加热量消耗。

（3）增强肌肉力量和耐力。

（4）促进身体血液循环，改善重要穴位经络的能量循环。

（5）提高肝脏工作效率。

（6）缓解肢体与精神疲劳，减轻压力、失眠、抑郁与愤怒情绪，提高精神警觉性。

## 第二节　水中太极适应证与禁忌证

### 一、水中太极的适应证

（1）脊柱侧凹、腕管综合征、高血压。

（2）脑血管意外、身体疲劳、体重控制、Ⅱ型糖尿病。

（3）肩背部疼痛、心肺康复、慢性阻塞性肺疾病。

（4）关节炎、肌纤维痛、充血性心力衰竭、跌倒预防。

（5）孕妇产前、更年期忧郁狂躁、免疫力低下。

（6）偏头痛、焦虑抑郁障碍、愤怒管理。

（7）脑瘫、帕金森等老年病。

### 二、水中太极的禁忌证

（1）所有传染性疾病。

（2）器官炎症（沙眼、红眼病、中耳炎等）。

（3）严重器官衰竭，心肺功能不全（肺活量<1 000毫升）。

（4）严重精神疾病（精神病、癫痫病等）。

（5）骨折未愈及外伤出血等开放性伤口。

（6）女性生理期。

## 第三节　水中太极练习方法

### 一、起势

（1）两腿自然分开，站立于水中，脊柱向上延伸，呼吸保持均匀；目视前方，双臂自然下垂，重心右移。左脚向左侧迈出一步，中心还原中线，双脚与肩同宽（图4-1）。

（2）双臂沿身体两侧缓慢向上抬起，掌心向下，停至胸前水平面处；双臂与肩同宽、同高;身体保持正直;膝盖弯曲下蹲,掌心向下压水至腹部前侧;保持缓慢匀速的呼吸,手臂向上时吸气,屈膝向下时吐气(图4-2)。

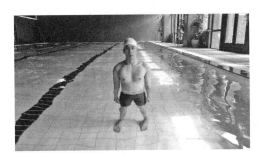

图 4-1

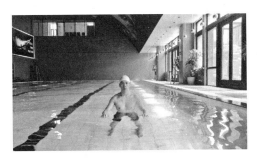 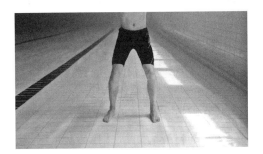

图 4-2

## 二、水中左右野马分鬃

### 1. 左野马分鬃

(1)双腿自然分开,身体向左侧转动,此时重心缓慢下移至右腿,左脚慢慢提起收于右脚内呈丁字步[图4-3(a)]。

(2)左脚收于右脚内侧的同时,右手掌心向下,手臂向上抬出水面,置于胸前,左手掌心向上置于腹部前侧。此时,两手在身体右侧,姿势如同抱住一个圆球[图4-3(b)]。

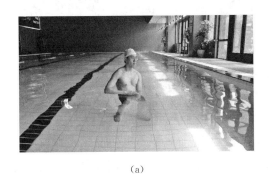 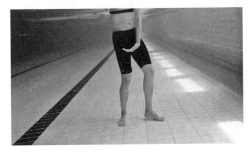

(a)                                        (b)

图 4-3

（3）重心不变，身体继续向左侧转动，与此同时，左脚向左前方跨出一步，左脚脚跟先落地，慢慢过渡到脚心、脚前掌着地，身体呈现出弓步姿势，重心从右腿移至左腿[图4-4(a)]。

（4）左脚弓步的同时，左手手臂外侧向身体的左上方慢慢推出水面，掌心向上对着自己的脸，右手手臂向身体右下方缓缓下压，完全没入水中至肚脐下方[图4-4(b)]。

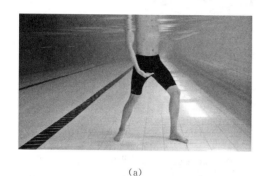
(a)

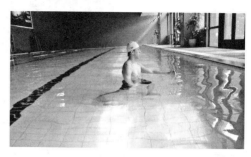
(b)

图4-4

如此，左野马分鬃的动作完成。（按照同样的步骤进行右侧分鬃）

**2. 右野马分鬃**

（1）转体撇脚。重心稍向后移，左脚尖向上翘起外撇；上半身稍向左侧转动；两手准备翻转抱球(图4-5)。

（2）抱手收脚。上身再向左转，左手翻转在左胸前屈抱，右手翻转前摆，在腹前屈抱，两手掌心上下相对，如在左肋前抱球；重心前移至左腿，左脚踏实地面，右脚收至左脚内侧，脚尖点地，眼睛看向左手(图4-6)。

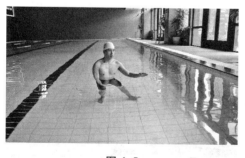
图4-5

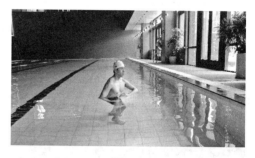
图4-6

（3）转体上步。上半身稍向右转，右脚向右前方跨出一步，右脚脚跟先落地，慢慢过渡到脚心、脚前掌着地，身体呈弓步姿势，重心从左腿移至右腿[图4-7(a)]。

（4）弓步分手。上半身向右转，重心前移，右脚踏实地面；右腿屈膝前弓，左腿自然蹬直，左脚跟外展成右弓步，两手前后分开；右手分至身体前侧，掌心斜向上，左手压至左胯旁，掌心向下，指尖向前，两臂轻微弯曲，眼睛看向右手[图4-7(b)]。

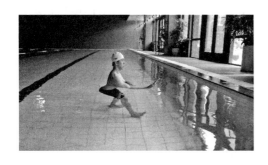
　　　　　　　　（a）

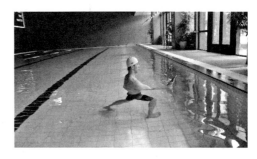
　　　　　　　　（b）

**图 4-7**

如此在水中反复进行左右野马分鬃的练习。

## 三、水中搂膝拗步

**1. 左搂膝拗步**

（1）转体摆臂。上半身稍向左转，右手手臂摆至体前，手掌转向上方，眼睛看向右手（图 4-8）。

（2）摆臂收脚。上半身向右转，两手手臂交叉摆动，右手自头部前方下落，在水中经过右胯侧向右后方上举，位置与头同高，手掌向上，左手自左侧上摆，经头部前方向右划弧线落至右肩前，手掌向下；左脚收至右脚内侧，脚尖点地（动作熟练，可以逐步取消脚尖点地，使后脚经支撑脚内侧时不停不落，连贯地向前迈出）；头部随身体转动，眼睛看向右手（图 4-9）。

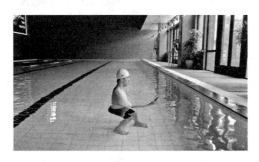
**图 4-8**

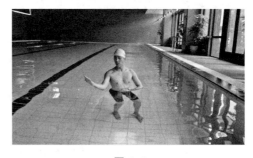
**图 4-9**

　　（3）上步屈肘。上半身稍向左转，左脚向左前方迈出一步，脚后跟轻轻落于地面；右臂屈肘，右手收至肩上、头侧，虎口与耳朵相对，手掌心斜向前，左手落腹部前方，眼睛转看向前方（图 4-10）。

　　（4）弓步搂推。上半身继续向左转，重心前移，左脚踏实地面，左腿屈膝弓步，右腿自然蹬直，成左弓步姿势（前脚应保持直向前方，与后脚的宽度应在 30 厘米左右）；左手在水中经左膝前上方搂过,停于左腿外侧,手掌心向下,指尖向前;右手向前推出,与鼻尖相对,手掌心向前,五指自然并拢向上,右臂自然伸直,肘部微屈下垂,眼睛看向右手(图4-11)。

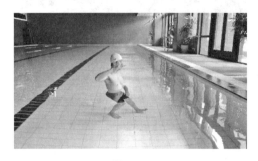
图 4-10

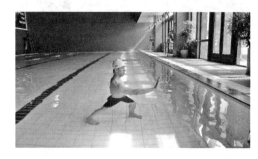
图 4-11

如此,左搂膝拗步动作完成。(按照同样的步骤进行右搂膝拗步)

**2. 右搂膝拗步**

(1)转体撇脚。重心稍向后移,左脚脚尖外撇,上半身向左转;两臂外旋,开始摆动,眼睛看向右手(图4-12)。

(2)摆臂收脚。上半身再向左转,重心前移,左脚踏实地面,右脚收至左脚内侧,脚尖点地(动作熟练,应逐步取消脚尖点地,使后脚经支撑脚内侧时不停不落,连贯地向前迈出);右手经头前划弧线,摆至左肩前方,手掌心向下,左手向左上方划弧线上举,摆至与头部同高,手掌心向上,眼睛看向左手(图4-13)。

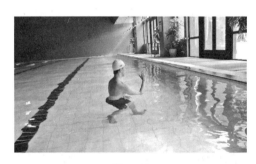
图 4-12

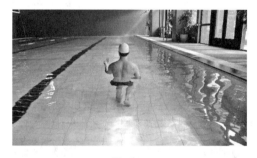
图 4-13

(3)上步屈肘。上半身稍右转,右脚向右前方迈出一步,脚后跟轻轻落于地面,左臂屈肘,左手收至肩上、头侧,虎口与耳朵相对,手掌心斜向前,右手落腹部前方,眼睛看向前方(图4-14)。

(4)弓步搂推。上半身继续向右转,重心前移,右脚踏实地面,右腿屈膝弓步,左腿自然蹬直,成右弓步姿势(前脚应保持直向前方,与后脚的宽度应在30厘米左右);右手经右膝前上方搂过,停于右腿外侧,手掌心向下,指尖向前;左手向前推出,与鼻尖相对,手掌心向前,五指向上,左臂自然伸直,肘部微屈下垂,眼睛看向左手(图4-15)。

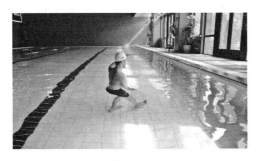

图 4-14

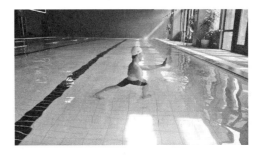

图 4-15

### 3. 左搂膝拗步

继续进行左搂膝拗步。左右搂膝拗步的动作相同,唯左右方向相反。在做前推、下搂时,两掌和弓腿应同时到达顶点,而不应有先有后,整个动作要协调完整。

如此在水中反复进行左右搂膝拗步的练习。

## 四、水中揽雀尾

### 1. 左揽雀尾

(1)双腿在水中自然分开,膝盖轻微弯曲;将重心移至右腿,此时左脚抬起收至右脚内呈丁字步姿势,眼睛看向右手;同时,左手自然下落,翻转掌心经腹前划弧线至左肋前,掌心向上,左臂屈肘,手心转向下,收至右胸前侧两手掌心相对成抱球状(图4-16)。

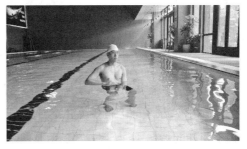

图 4-16

(2)上半身微向左转,左脚向左前方迈出一步,上半身继续向左转,右腿自然蹬直,左腿屈膝呈左弓步姿势;同时,左臂向左前方屈臂前移,用前臂外侧和手背向前方推水,掌心向内;右手掌心向下压水至髋部(图4-17)。

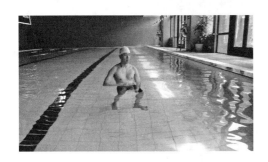

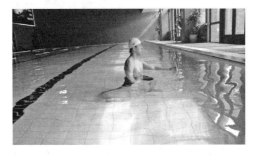

图 4-17

（3）身体微向右转，左手随即前身翻掌向下划水，右手翻掌向上，经腹前向上，经过腹部前侧划水至左臂下方；此时上半身向右转，两手经腹前向右后上方弧线划水，直至右手心向上，左臂平屈于胸前，掌心向后；同时，将身体重心移至右腿，眼睛看向右手手腕（图4-18）。

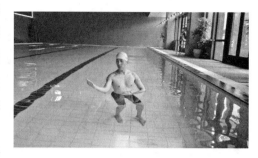

图 4-18

（4）上体开始微向左转动，右臂向内屈肘于胸前，右手附于左手腕内侧。上半身继续向左转，双手同时向前慢慢推水，左手掌心向右，右手掌心向前，左前臂保持半圆形姿势，上半身保持直立；同时，身体的重心逐渐前移呈弓步姿势，眼睛看向左手腕（图4-19）。

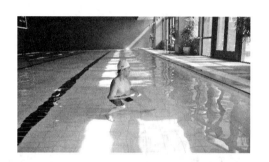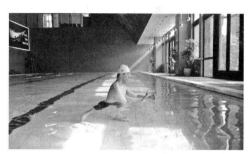

图 4-19

（5）左手翻掌，掌心向下，右手经左手腕上方向前、向右伸直，掌心向下；双手渐渐向两边分开至与肩同宽；随后，右腿屈膝，上半身慢慢向后坐，并将身体重心移至右腿，左脚尖上翘；同时，两手屈肘回收到腹部前侧，掌心向斜下方，两眼自然平看向前方（图4-20）。

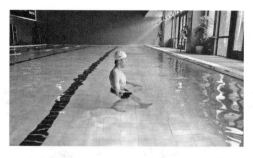

图 4-20

（6）上势不停，身体重心慢慢前移，同时两手手肘轻微弯曲，掌心向前、向上走曲线推水，双臂向正前方平捋；左腿前弓呈左弓步姿势，眼睛看向前方（图4-21）。

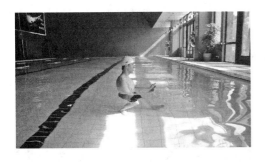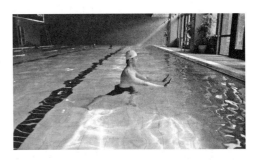

图 4-21

如此,左揽雀尾的动作完成。(按照同样的步骤进行右侧揽雀尾)

**2. 右揽雀尾**

(1)上体后坐并向右转,身体重心移至右腿,左脚脚尖内扣;右手向右平行划弧至左肋前侧,掌心向上,左臂平屈于胸前,左手掌心向下与右手抱球状;同时,身体重心从右腿移至左腿,右脚收至左脚内侧,脚尖点地,眼睛自然看向前方。

(2)与"左揽雀尾"动作(2)相同,左右方向相反。

(3)与"左揽雀尾"动作(3)相同,左右方向相反。

(4)与"左揽雀尾"动作(4)相同,左右方向相反。

(5)与"左揽雀尾"动作(5)相同,左右方向相反。

(6)与"左揽雀尾"动作(6)相同,左右方向相反。

需要注意的是,右揽雀尾的动作与左揽雀尾的动作相同,但方向相反。

如此在水中反复进行左右揽雀尾的练习。

# 五、水中左右穿梭

(1)身体微微向左转30°,面向斜前方,左脚向前自然落地,脚尖外撇。右脚脚后跟离地,两腿屈膝成半个坐盘式,两手在左胸前成抱球状(左掌在上,右掌在下);右脚收于左脚的内侧,脚尖点地,眼睛看向左前臂(图 4-22)。

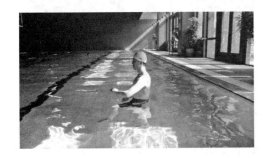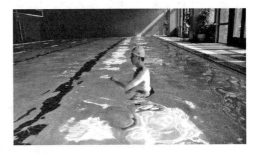

图 4-22

（2）身体向右转30°，面向斜前方，右脚向右前方迈出一步，屈膝弓腿，呈右弓步姿势，两脚跟的距离同搂膝拗步式，保持在30厘米左右；同时，右手在水中由面部前方向上举，并翻掌停在右额前，掌心斜向上，左手先向左下再经体前向前推出水面，掌心向前，上身保持正直，不要前倾，眼睛看向左手；一手上举一手前推时，要与弓腿松腰上下协调一致（图4-23）。

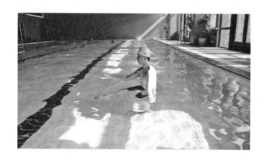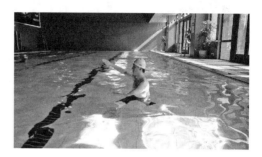

图 4-23

（3）身体重心略先后移，右脚脚尖稍向外撇，随即身体重心移至右腿，左脚跟进，落于右脚内侧，脚尖点地，同时，两手在右胸前呈抱球状（右掌在上，左掌在下）（图4-24）。

如此反复在水中进行左右穿梭的练习。

## 六、十字手

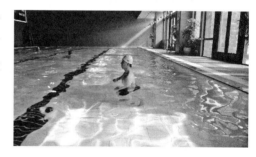

图 4-24

（1）屈膝后坐，身体重心移向左腿，左脚尖内扣，身体慢慢向右侧转动；右手随着身体转动的方向向右平摆划弧，与左手呈两臂侧平举姿势，掌心向前，手肘轻微弯曲；同时，右脚脚尖随着转体的方向稍向外撇，呈右弓步姿势，眼睛看向右手（图4-25）。

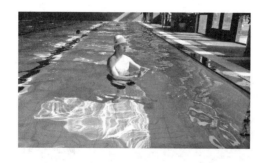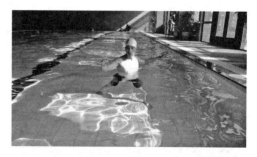

图 4-25

（2）身体重心慢慢移至左腿，右脚脚尖内扣，随即向左侧收回，两脚之间的距离与肩同宽，两脚逐渐蹬直，成开立部，身体自然正直，头部轻微上扬，下巴微收；同时，两手向下经腹前向上划弧交叉合抱于胸前,两臂撑圆,腕高与肩平,右手在外,呈十字手,掌心均向后方;身体保持正直,不要前倾,眼睛自然看向前方(图4-26)。

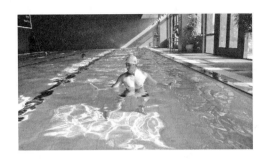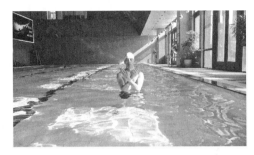

图4-26

## 七、收势

(1) 两手掌心向外翻,掌心向下,两只手臂缓慢下落至水面,停于身体两边大腿外侧;此时,全身放松,配以深呼吸(图4-27)。

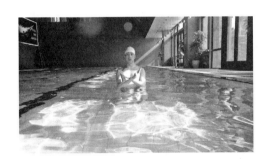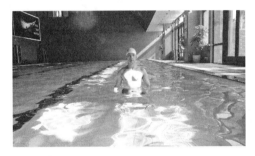

图4-27

(2) 目视前方,待呼吸平稳后,左脚收回至右脚旁;收势完成,原地放松休息(图4-28)。

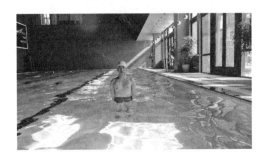

图4-28

## 第四节　水中太极练习注意事项及水池器材准备

### 一、注意事项

（1）练习过程中要根据自身关节灵活性和柔韧度进行动作，不要强迫身体去做全范围关节运动。

（2）掌握呼吸节奏，保持均匀缓慢的呼吸频率，切忌呼吸急促或者忽快忽慢。

（3）注意力保持集中，掌握不同动作的发力与放松原则。

（4）运动范围要适度，避免关节和肌肉出现严重的疼痛。

### 二、水池与器材

（1）水尺深度：与肩部持平。

（2）水池温度：30℃～35℃。

（3）器材准备：水中徒手进行练习，无须器材。

（4）练习形式：小组练习或一对一练习。

# 第五章

# 水 中 搏 击

## 第一节　水中搏击概述

　　水中搏击操主要是将拳击、搏击操以及舞蹈动作融合在一起,并配以强劲音乐的健身运动,水中搏击练习过程不仅充满了乐趣,同时也锻炼了身体,起到了调适身心、缓解压力的作用。

　　搏击操的基本动作,主要是由上肢动作和下肢动作组成。上肢动作包括直拳、摆拳、勾拳等。而在水中搏击操的基本动作中,下肢动作是最重要的,包括在不同节奏下不同脚步的运动方法,有各种走、跑以及不同风格的舞步。下肢动作主要有前腿前踢、后腿前踢、屈膝动作。下肢动作的每一个动作都以腰部为轴,需要全身协调,将各动作结合起来,通过跳跃及躲闪动作,使身体得到充分活动。

　　水中搏击操是遵循水中健身操的基本原则进行的一项运动,可以利用水中环境减少剧烈运动带来的运动损伤。需要注意的是,运动前应充分做好热身运动,让关节、肌肉放松后再开始进行正式练习。

## 第二节　水中搏击适应证与禁忌证

### 一、水中搏击的适应证

（1）骨性关节炎、肌纤维痛、充血性心力衰竭、跌倒预防。

（2）单纯性肥胖症、继发性肥胖症、糖尿病、高血脂。

（3）心肺康复、免疫力低下、肌肉关节疼痛疲劳。

（4）体态矫正、脊柱侧弯、颈腰椎前曲等脊柱生理弯曲。

（5）皮肤烧伤、烫伤、松弛老化、缺乏弹性。

### 二、水中搏击的禁忌证

（1）所有传染性疾病。

（2）器官炎症(沙眼、红眼病、中耳炎等)。

（3）严重器官衰竭，心肺功能不全（肺活量＜1 000毫升）。

（4）严重精神疾病（精神病、癫痫病等）。

（5）流行性感冒、发烧、体温过低者。

（6）骨折未愈、拉伤、外伤出血等开放性伤口。

（7）孕妇及女性生理期。

# 第三节　水中搏击练习方法

## 一、直拳

双脚前后开立与肩同宽立于水中，重心置于双腿之间，双手屈肘握拳，置于胸前，双拳护住下颌，双肘护于腹部两侧，出拳时手臂与肩部成一条直线，发力顺序为腿部—腰部—肩部—拳（图5-1）。练习时可分为水上动作与水中动作，水上动作观赏性较强，水中动作可以更为充分地利用水的特性，加大动作强度。

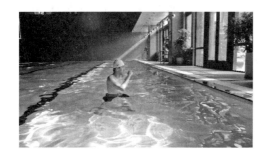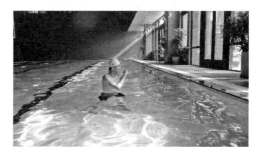

**图5-1**

## 二、摆拳

双脚前后（右前左后）开立与肩同宽立于水中，重心置于双腿之间，双手屈肘握拳，置于胸前，双拳护住下颌，双肘护于腹部两侧；左拳挥臂向左向前直臂摆出，出拳时臂部与肩部呈弧线（图5-2）。

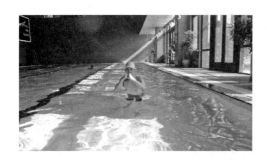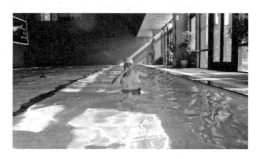

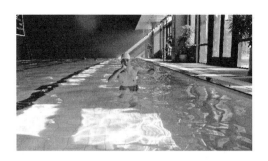
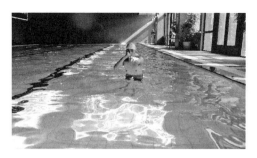

图 5-2

### 三、勾拳

双脚前后开立与肩同宽立于水中,重心置于双腿之间,双手屈肘握拳,置于胸前,上身倾斜,臂夹角90°(图5-3)。要注意由下往上出拳,尽量做由水中到水上的出拳动作,出拳尽可能远。

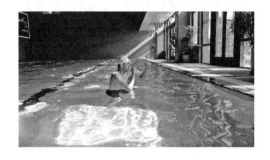
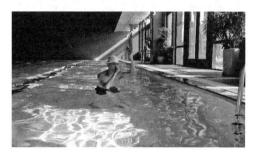

图 5-3

### 四、前踢

双脚前后开立,立于水中,重心在后脚,看着目标,前腿抬膝,上身微后仰,脚掌踢目标,回到开始位(图5-4)。腿部前踢的过程中要保持重心,以免跌入水中。

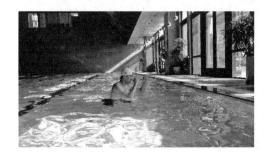
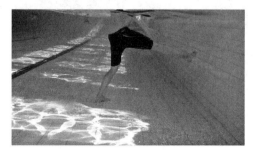

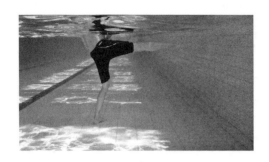
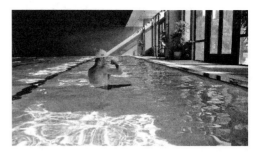

图 5-4

## 五、侧踢

双脚与肩同宽立于水中,重心在右腿;目视左侧目标,抬起左膝,向身体靠拢,上身微向右倾斜,右脚尖转向目标,右臂放低,保持平衡,用脚侧缘攻击,脚尖朝下,以45°踢出左腿,回到侧面(图5-5)。侧踢过程中注意踢腿幅度,掌握身体重心。

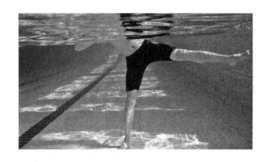
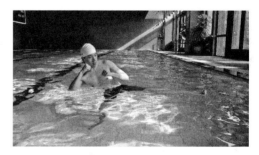

图 5-5

## 六、屈膝

双脚与肩同宽立于水中,重心在前脚,上体前倾,右脚屈膝靠近胸前,双肘下压(图5-6)。注意支撑腿膝关节略弯曲以保持重心,屈膝的动作稍快。

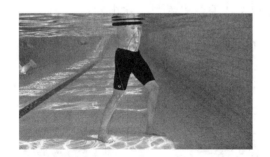
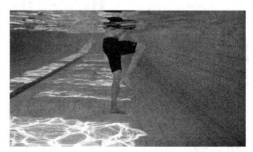

图 5-6

# 第四节 水中搏击练习注意事项及水池器材准备

## 一、注意事项

（1）练习过程中要根据自身情况控制好练习的强度和速度，应由简到繁，由低到高，由慢至快逐渐过渡。高强度的练习时间一次不要超过 10 分钟，交替练习各种类型的动作，这样有助于逐渐提高练习者的运动技能和心肺功能。

（2）注意力保持集中，掌握不同动作的发力与放松原则。

（3）运动范围要适度，避免关节和肌肉出现严重的疼痛。若出现局部不适、眩晕、心率过快的情况应停止练习。

## 二、水池与器材

（1）水尺深度：与肩部持平。

（2）水池温度：30℃～35℃。

（3）器材准备：水中徒手进行练习，无须器材。

（4）练习形式：一对一练习。

# 第六章

# 水 中 瑜 伽

## 第一节　水中瑜伽概述

　　水中瑜伽是一种利用水的特性,巧妙结合传统瑜伽练习方法的创新运动形式。在水环境的保护下,水中瑜伽练习更不易使身体产生损伤,同时也可以帮助减轻传统瑜伽带来的身体疼痛;水中瑜伽还能帮助锻炼身体内部器官以及韧带肌肉,进而重塑身体、强身健体,同时还能起到愉悦身心的作用。水中瑜伽保留了传统瑜伽的精华,包含了冥想、呼吸和肢体伸展等环节。

　　水的柔软性可保护人体在练习时不受损伤,减轻传统瑜伽可能会带来的身体疼痛,让人在轻松塑形美体之余,享受保养般的舒适感觉。在水的包围和体贴中,即便是瑜伽的初学者也会自然、轻松地完成那些在地面上难以完成的动作。水还有镇静的作用,能使呼吸和身体联系起来,这是很多陆上瑜伽课程都不太可能做到的。在水中可以让各种瑜伽动作更容易,而且对关节的压力也会更小。

## 第二节　水中瑜伽适应证与禁忌证

### 一、水中瑜伽的适应证

(1) 骨性关节炎、肌纤维痛、充血性心力衰竭、跌倒预防。

(2) 单纯性肥胖症、继发性肥胖症、糖尿病、高血脂。

(3) 心肺康复、免疫力低下、肌肉关节疼痛疲劳。

(4) 体态矫正、脊柱侧弯、颈腰椎前曲等脊柱生理弯曲。

(5) 皮肤烧伤、烫伤、松弛老化、缺乏弹性。

### 二、水中瑜伽的禁忌证

(1) 所有传染性疾病。

(2) 器官炎症(沙眼、红眼病、中耳炎等)。

（3）严重器官衰竭，心肺功能不全（肺活量＜1 000毫升）。

（4）严重精神疾病（精神病、癫痫病等）。

（5）流行性感冒、发烧、体温过低者。

（6）骨折未愈、拉伤、外伤出血等开放性伤口。

（7）女性生理期。

# 第三节　水中瑜伽练习方法

## 一、水中山式双臂向上伸展式

练习方法（图6-1）：①双脚双膝并拢站立水中，脚趾平放于池底。双臂伸直自然垂放于身体两侧，抬头挺胸，目视前方。②吸气，双臂经体侧抬出水面，肩的延长线向上伸展，掌心相对，肘关节绷直，眼睛平视前方，双膝保持并拢，臀部和腹部收紧。保持自然均匀呼吸。③吸气，双臂自然放下落入水中。

练习功效：能够帮助纠正不正确的站姿动作，拉伸脊柱，改善双臂僵硬、肩周炎等症状，对调整呼吸也能起到一定的帮助作用。

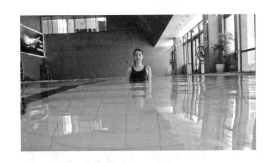
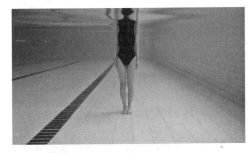
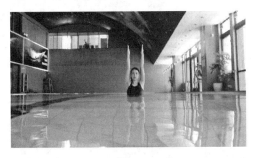
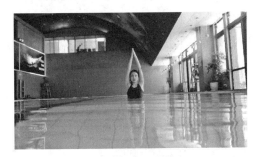

**图6-1**

## 二、水中幻椅式

练习方法（图6-2）：①水中山式站立：双臂经体侧从水中抬出水面向上伸直过头，两掌相合。②呼气,双腿弯曲,身体坐入水中,注意身体位置不要前倾,胸部尽可能挺直,眼睛目视前方。③自然均匀呼吸两次后,头向后仰,眼睛向上看,胸部进一步展开,保持这一体式15～20秒。④呼气,眼睛向前看,双腿伸直,双臂自然放下落入水中,还原成山式站立水中。

练习功效:能够帮助拉伸肩部和脊柱,增强背部肌肉力量,缓解肩部及颈椎僵硬等症状,同时还能让腿部肌肉更加匀称。

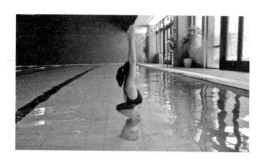
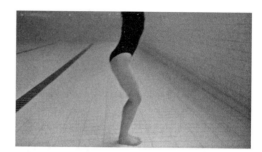
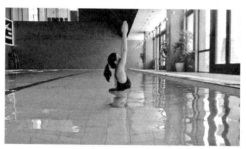

图 6-2

## 三、拜月式

练习方法(图 6-3):①山式站立水中,双手合十位于胸前;吸气,双手向上延伸,双臂举起夹紧双耳。②呼气,身体左侧弯,眼睛注视前方,保持身体挺直,保持这个体式进行 5 次呼吸;然后,吸气,身体回正。以同样的呼吸次数及动作要领进行右侧练习。③双腿分开与肩同宽,身体前倾,双臂合十沿水面向前伸展,眼睛注视前方,下巴贴近水面,保持 5 次呼吸后,身体还原抬起。

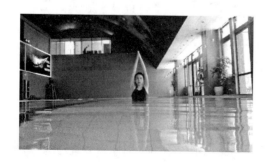
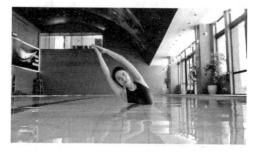

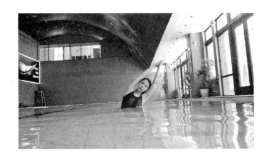
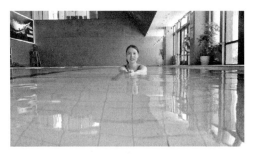

图 6-3

练习功效:可以帮助消除腰部、腹部多余脂肪,并且可以增加脊柱、髋关节的柔韧性和灵活性。

## 四、水中战士式

### 1. 水中战士第一式

练习方法(图 6-4):①水中山式站立;双臂从水中抬出水面向上伸直过头,掌心相对,双脚分开至 2 倍肩宽的位置。②呼气,身体向右转动,同时右脚在池底向右转 90°,左脚也略向右转动,注意此时双臂仍保持向上伸直。③屈右腿成弓步姿势,身体重心前移,左腿伸直,膝盖绷直,左脚不能离开池底,上身仍保持伸直,胸部逐步展开,充分牵拉脊柱,头向后仰,眼睛向上看;保持这个体式 15～20 秒,调整呼吸。④呼气,目视前方,伸直右腿,然后身体转正,接着身体继续向左侧转动,完成同样顺序的体式练习。⑤两侧均完成练习后,双腿并拢,双臂自然放下落入水中,还原成山式站立水中。

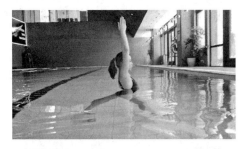
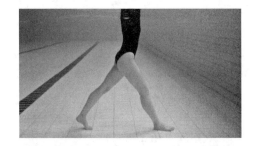
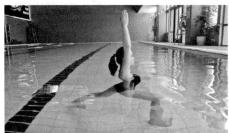
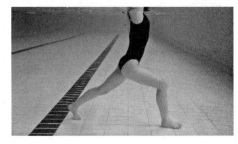

图 6-4

练习功效：与水中幻椅式功效基本相同，能够帮助拉伸肩部和脊柱，增强背部肌肉力量，缓解肩部及颈椎僵硬等症状，除此以外还能使胸部充分伸展，有助于深度呼吸。

**2. 水中战士第二式**

练习方法(图6-5)：①山式站立水中；双脚伸直分开至2倍肩宽的位置，双臂侧平举伸直，与水面保持平行，目视前方。②右脚向外侧转动90°，呼气，屈右腿成侧弓步姿势，身体重心向右侧移动，双臂位于水面，仍保持伸展姿势；然后头向右侧转动，眼睛直视右手，保持这个体式15~20秒。③呼气，眼睛直视前方，伸直右腿，还原右脚，准备开始弯曲左腿，完成同样的体式顺序。④两侧均完成练习后，双腿并拢，双臂自然放下落入水中，还原成山式站立水中。

练习功效：能够拉伸腿部肌肉，缓解腿部痉挛现象，增强腿部肌肉力量，消除腿部多余脂肪；同时，还能够锻炼腰背部肌肉力量，活动颈部肌肉。

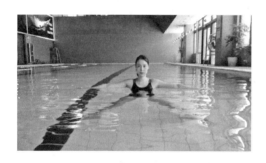
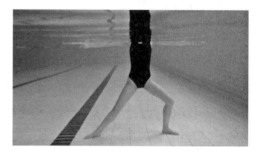
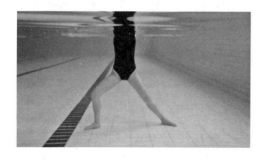
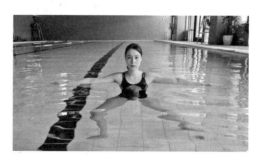

**图6-5**

**3. 水中战士第三式**

练习方法(图6-6)：①山式站立水中；双脚伸直分开至2倍肩宽的位置，双臂侧平举伸直，与水面保持平行，目视前方。②身体完全转向右侧，屈右腿成弓步姿势，两臂从水中抬出水面向上伸直过头，两掌相合，上身挺直，目视前方，注意自然均匀呼吸。③呼气，身体向前倾斜，腹部靠近大腿根部，双手合十沿水面向前伸展，感觉上身趴在水面上，保持该体式呼吸两次。④呼气，身体继续前倾，同时抬起左腿，右腿膝盖伸直，双手合十继续向前伸展，使整个身体与水面保持平行，注意身体平衡，均匀呼吸，维持这个体式20秒。⑤吸气，身体上抬，放下左腿，双臂放下落入水中，身体还原成山式站立水中。⑥以同样的方式进行左侧练习。

练习功效：主要练习身体的平衡性，加强支撑腿部的力量，同时牵拉和伸展背部肌肉。

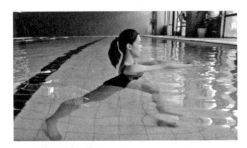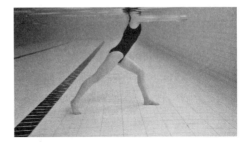

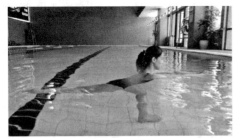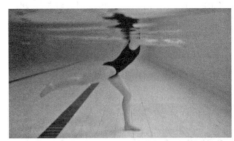

图 6-6

## 五、水中树式

练习方法(图 6-7)：①双腿双膝并拢站立水中，脚趾平放于池底，双臂伸直自然垂放于身体两侧，抬头挺胸，目视前方。②右腿弯曲，右手抓住右脚踝，将右脚掌放在左侧大腿上，右侧大腿与水面保持平行并接近水面，柔韧性较好的练习者可以将右脚后跟抵住左大腿根部，脚趾朝下。注意要保持髋部展开，身体正对前方。③待身体保持平衡后，吸气，将双手合掌举过头顶，向上伸展，同时收紧腹部，胸部展开，眼睛直视前方，注意均匀呼吸。保持该体式 20 秒。④呼气，双臂放下落入水中，右腿也放下，还原山式站姿。最后在另一侧重复相同的体式练习。

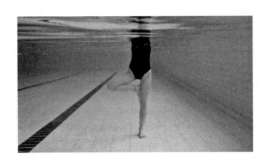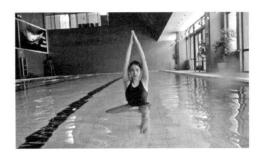

图 6-7

练习功效:能锻炼身体平衡,更主要的是可以消除大腿和髋部多余脂肪,增加腿部肌肉线条和平衡感。

## 六、水中三角伸展式

练习方法(图6-8):①山式站立水中;双脚伸直分开至2倍肩宽的位置,双臂侧平举伸直,与水面保持平行,目视前方。②吸气,右腿向外侧展开90°,呼气,身体向右侧倾斜,右侧肩膀自然沉入水中,右手握住右腿膝盖或是小腿,左臂向上伸展,眼睛看着向上伸直的左臂,后脑勺枕着水面,保持均匀呼吸。注意身体不要前倾,展开胸部,充分伸展躯干,保持这个体式15～20秒。③吸气,起身,右臂抬起,左臂放下,还原双臂侧平举姿势,右脚脚趾还原。再将左脚向其外侧展开90°,重复相同的练习顺序。④两侧均完成练习后,双腿并拢,双臂自然放下落入水中,还原成山式站立水中。

练习功效:能够锻炼到身体各个部位,有助于展开髋部、胸部及肩部,将身体两侧充分伸展开;还能增强腿部力量,牵拉腿部韧带。

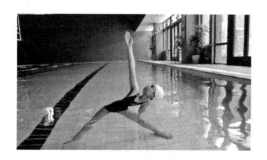
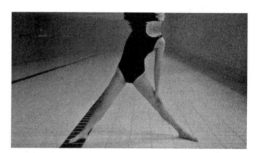
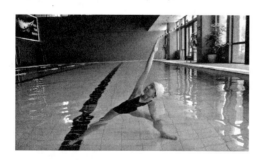
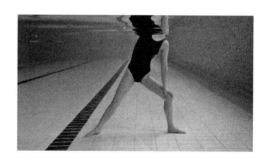

图6-8

## 第四节　水中瑜伽练习注意事项及水池器材准备

### 一、注意事项

(1) 要根据自身关节灵活性和柔韧度练习,不要强迫身体去做全范围关节运动。

（2）注意力保持集中,掌握不同动作的发力与放松原则。掌握呼吸节奏,保持均匀缓慢的呼吸频率,切忌呼吸急促或者忽快忽慢。

（3）在练习的时候,运用哑铃等器械加以配合,可以增强锻炼的效果。

## 二、水池与器材

（1）水池深度:腰部以上至胸前位置。

（2）水池温度:27℃～29℃。

（3）器材准备:水中健身鞋、浮力棒、哑铃等,也可徒手进行练习。

（4）练习形式:小组练习或一对一练习。

# 第七章

# 水中健身操

## 第一节 水中健身操概述

### 一、水中健身操的概念与形式

水中健身操（Aqu-aerobics），又称为水中有氧健身操、水中健美操、柔水操，是人体站立在齐腰深的水中，在音乐的伴奏下结合不同的身体动作和舞蹈步伐进行锻炼和放松全身的运动。

随着现代人们生活水平的不断提高，人们对物质、文化、健康水平及休闲娱乐的要求也不断提高。为了满足人们对强身健体、休闲娱乐的要求，许多健身锻炼方法也随之产生了。水中健身操是热身运动和精神放松运动的一种结合形式，能够起到塑形美体、缓解压力的作用。对于身体（关节、肌肉及皮肤等）受过伤的人群也可以起到一定的康复作用。水中健身操还可以全面带动身体各部位的肌肉群，运动强度小但效果明显。

水中健身操的起源也与陆上健美操有着密切的关系。1968年，美国太空总署把健美操列为太空人的体能训练内容。1984年，英国约有270万人每天看着电视学做健美操。20世纪80年代流行的陆上健美操，其练习目的就是通过进行较长时间的有氧练习来提高心肺的运动机能，增进健康。这种练习出现的问题是，腰、膝、踝关节容易受伤。受重力影响在陆上多次重复跳跃运动，对上述部位的强刺激往往会使练习者受伤。日本厚生劳动省对健美操领操员调查的结果显示：半数以上的人，腰、膝、踝、跟腱有不同程度的伤痛现象。没有掌握好跳跃时的屈伸度、着地缓冲的方法和在跳跃练习安排不合理时，就会造成此结果。因此，有人开始想到，利用水的特性，在水中进行这种练习可能会避免上述损伤。试验结果表明，水中健身操效果极好。有上述损伤的人，在一段时间的练习后，疼痛都消失了。于是在20世纪80年代末期，开始有人举办了水中健身操练习班。

从最初创始至今，水中健身操练习内容的形成经历了一个渐进的发展过程。最初内容大多以水中有氧练习为主,水中行走、跑步、跳跃、流动内容多一些。后来加入了上肢运动、全身运动以及舞蹈的训练元素,逐渐形成了目前的水中健身操。目前,水中健身操练习主要包括:伸展运动、力量操、放松操、灵敏训练、柔韧训练等。其形式丰富多样,有池边垫上操、水中有氧操、水中塑形操和水中伸展操等。水中健身操在水中运动疗法的练习方法中体系最完善,应用范围最广。在全国相当一部分高校均开设了专门的水中健身操课程,每年组队参加全国水中健身操比赛。

## 二、水中健身操对人体的益处

(1) 提高皮下血管循环功能,有利于增强新陈代谢,避免和减少肌肤的松弛、老化。

(2) 水中健身操练习形式多样,不枯燥,长期练习可以提高身体的协调性。

(3) 塑造形体,调节人体姿势和脊柱生理弯曲。通过在水中对抗阻力的活动,能塑造优美的体型,使屈肌伸肌发展更平衡、上下肢发展均衡。

(4) 水中健身操每 40 分钟可以消耗 400 卡(1 卡≈4.185 9 焦耳)的热量,既能达到锻炼身体和减肥的目的,又不会引起肌肉疼痛。

(5) 改善中枢神经系统。水中运动,由于人受到水的温度、浮力、阻力的影响,再加上体育运动的动作,对提高大脑皮层兴奋性的功效更大,使兴奋和抑制达到高度平衡,使人更快地进入工作状态。

(6) 减肥。水中运动能加大能量物质的消耗,特别是能够有效加大脂肪的消耗。

(7) 增进皮肤健康。低于体温的水环境,水压力、阻力可以促进人体的新陈代谢,特别是可以改善皮肤的血液循环,丰富皮下组织的营养供应。同时让皮肤受到水的摩擦按摩,使皮肤弹性增强,皱纹消失,保持丰满健美的状态。

(8) 有利于好的情感体验、提升审美情趣、创造力的激发。

(9) 水中健身操适合各种人群参加,练习者可以结伴进行,既锻炼身体,又可以增进朋友间的亲密性,促进人与人之间的交流。

# 第二节 水中健身操适应证与禁忌证

## 一、水中健身操的适应证

(1) 骨性关节炎、肌纤维痛、充血性心力衰竭、跌倒预防。

(2) 单纯性肥胖症、继发性肥胖症、糖尿病、高血脂。

(3) 心肺康复、免疫力低下、肌肉关节疼痛疲劳。

（4）体态矫正、脊柱侧弯、颈腰椎前曲等脊柱生理弯曲。

（5）皮肤烧伤、烫伤、松弛老化、缺乏弹性。

## 二、水中健身操的禁忌证

（1）所有传染性疾病。

（2）器官炎症（沙眼、红眼病、中耳炎等）。

（3）严重器官衰竭，心肺功能不全（肺活量＜1 000毫升）。

（4）严重精神疾病（精神病、癫痫病等）。

（5）流行性感冒、发烧、体温过低者。

（6）骨折未愈、拉伤、外伤出血等开放性伤口。

（7）女性生理期。

# 第三节　水中健身操练习方法

水中健身操可以结合人们日常开展的各种运动形式进行，体验水中的浮力、压力，达到塑身健体的效果。由于传统的体操形式大家都比较熟悉，练习者可以自己尝试在水中做操，这里不作详细介绍。

而比较常用有效的是结合游泳技术的水中健身操。在水中健身过程中结合一些游泳技术动作，不仅有助于提高水中健身效果，同时也有助于提高游泳技术。以下介绍一些结合游泳技术的水中健身操练习方法。

## 一、水中交叉跑

身体在水中直立，两臂侧平举；左脚先向右脚右后方跨一步，接着右脚向右侧跨一步，左脚向右前方跨一步，右脚继续向右侧跨一步，如此连续跑进，到达岸边反方向跑回；跑动时上体朝前进方向保持侧身，双臂可以晃动划水保持身体平衡（图7-1）。

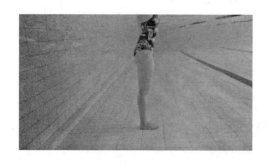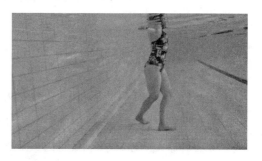

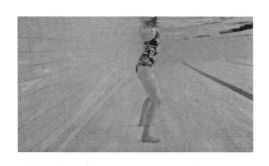
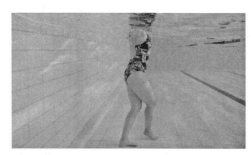

图 7-1

## 二、水中跨步跑

身体自然直立,上体稍前倾;支撑腿蹬池底用力,摆动腿屈膝折叠,脚跟尽量靠近臀部,向前大步跨出,大腿积极下压,用全脚掌着地,重心前移,摆动腿变为支撑腿,原来的支撑腿折叠前摆向前跨出,如此反复进行,两臂前后有力划水摆动;跑动时身体要保持前倾,匀速前进(图 7-2)。

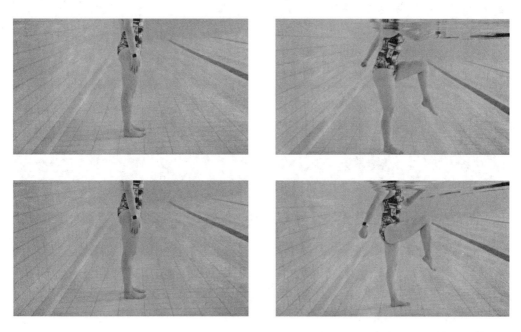

图 7-2

## 三、水中滑步跑

水中滑步跑分为前滑步、侧滑步和后滑步。两脚开立大于肩宽,两臂自然向两侧伸开维持平衡,上体稍前倾。做滑步动作时,一脚向移动方向迈出,另一脚迅速向它靠拢,两脚之间留有一定空间维持身体平衡,双腿连续做相同动作。向侧方移动称为侧滑步,向前移动称为前滑步,向后移动称为后滑步。滑步时注意降低重心,膝关节保持屈曲,借助两臂的划水动作维持身体平衡。

## 四、原地后踢腿跑

身体直立,两脚前后开立,两手屈肘前后置于体侧与腿的方向相反;身体重心前移,前腿屈膝全脚掌支撑用力,后腿小腿屈膝向后上踢,脚跟尽量靠近臀部,回收前摆变成支撑腿,原支撑腿屈膝后踢,如此反复进行,两手在体侧划水维持平衡;后踢时注意要匀速,降低重心(图7-3)。

在掌握基础的水中组合跑步动作后,还可以尝试相对有一定难度的水中跑步动作,可以增加趣味性,提高健身效果。

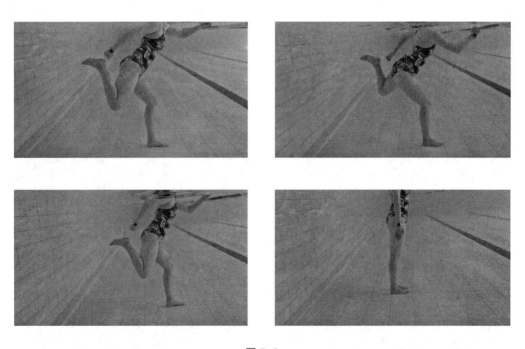

**图7-3**

## 五、弓箭步交叉跳

在齐腰深的水中,弓箭步站立,前腿大小腿呈90°,后腿伸直,上体正直,两臂前后置于体侧与两腿相对;两脚用力蹬池底屈膝向上跳起,离地后在水中做前后腿交叉换位的动作,下落后原来的前后腿交换姿势,两臂在体侧前后划水维持身体平衡;注意上体稍前倾,动作频率不宜太快(图7-4)。

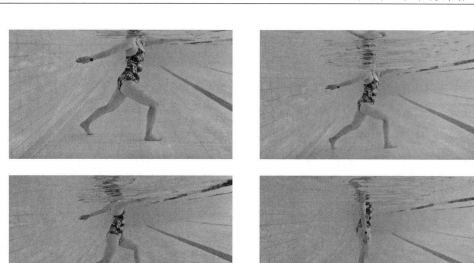

图 7-4

## 六、团团圆圆

在齐胸深的水中自然站立,两臂垂于体侧;两腿屈膝下蹲,两脚用力蹬池底向上屈膝跳起,同时两臂做抱膝的动作,下落时两腿同时着地,两臂张开在两侧做划水动作维持平衡,双腿连续做向上跳起的动作;跳起时动作要缓慢有节奏;保持身体重心,腹部收紧;跳跃时上体保持直立状态,下肢团身抱紧(图 7-5)。

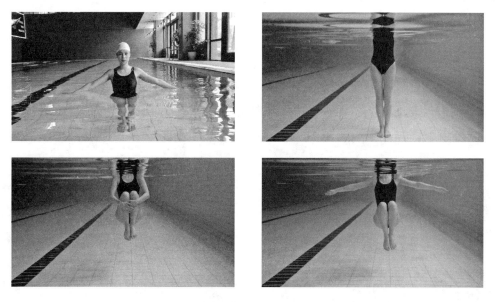

图 7-5

## 七、大开大合

下肢向体侧迈出,侧面移动,下肢呈半蹲姿势;上肢手臂侧平举打开,掌心相对在胸前直臂交叉,一边做一次或两次以上,进行反方向重复完成;水中移动时,手腿配合同时运动,手心相对,体会水中的阻力;移动时注意保持身体的平衡(图7-6)。

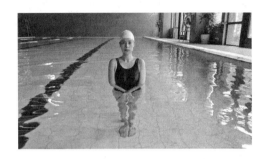
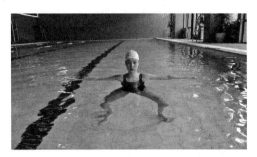
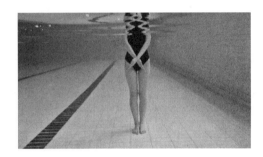
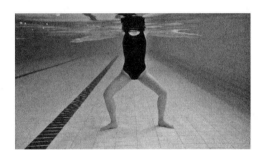

图 7-6

## 八、马踏飞燕

掌心向上对水,双臂直上抬,身体前倾,前腿做弓箭步,后腿向后上抬;掌心向后双臂至体前向后划水,同时后腿屈膝、顶跨,膝盖靠近胸部;掌心向上双臂至体后向前划水,双臂前伸,前脚落地,后脚上抬(图7-7)。

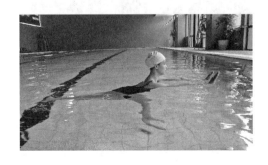
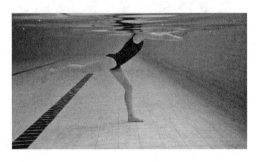

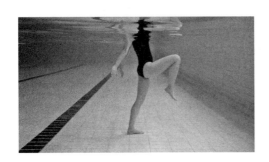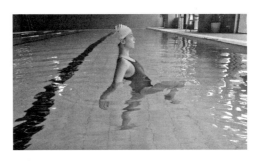

图 7-7

## 第四节　水中健身操练习注意事项及水池器材准备

### 一、注意事项

（1）水中健身操的练习时长以 30～45 分钟为最佳，选择在饭前、工作结束之后或是在饭后一个小时再进行练习，有利于更好地缓解精神压力。

（2）练习频率为每周 2～3 次为最佳，一般中间间隔 2 天。

（3）运动强度主要由练习者自行体会，如果体力较好可以练习的时间略长一些，但每分钟的心率不要超过自己最大心率的 85％〔人体最大心率＝（220－自己的年龄）×85％〕。

（4）在水中健身操的练习中，运用哑铃等器械加以配合，可以增强锻炼的效果。

### 二、水池与器材

（1）水尺深度：腰部以上至胸前位置。

（2）水池温度：27℃～29℃。

（3）器材准备：水中健身鞋、浮力棒、哑铃等，也可徒手进行练习。

（4）练习形式：小组练习或一对一练习。

# 第八章

# 格 拉 斯 环

## 第一节　格拉斯环概述

　　格拉斯环是一种用于水中康复和促进感觉、神经、肌肉体系功能恢复的水疗技术。最初由瑞士拉格斯地区的物理治疗师研究开发，是一种使用水的物理特性，利用水的浮力与阻力，并结合人体运动的治疗方法。拉格斯环中的"环"是指一种相对独特的辅助器械，被用于支持水疗的对象在水上漂浮与活动。

　　结合水疗的拉格斯环，先由德国医生 Knupfer 在 20 世纪 30 年代开发，又由美国神经生理学家 Herman Kabat 和他的助手在 20 世纪的 50 年代和 60 年代融入其开发的 PNF 技术。该方法使用水的各种属性进行治疗介入，尤其是浮力、湍流和阻力，以恢复关节和肌肉的功能性障碍，也结合了解剖学、生物学和运动科学。一般情况下，拉格斯环提供了颈部、骨盆、手臂和腿部的额外浮力，以提供更稳定的支撑，便于患者在水中维持仰卧姿势。而治疗师站立在水池中，髋关节和膝关节略屈曲，并对患者进行具体的动作练习指导。这种技法的重点在于增加关节活动度，增加神经及肌组织的敏感性，并改善肌肉功能。

## 第二节　格拉斯环适应证与禁忌证

### 一、拉格斯环的适应证

（1）骨性关节炎、肌纤维痛、充血性心力衰竭、跌倒预防。

（2）单纯性肥胖症、继发性肥胖症、糖尿病、高血脂。

（3）心肺康复、免疫力低下、肌肉关节疼痛疲劳。

（4）体态矫正、脊柱侧弯、颈腰椎前曲等脊柱生理弯曲。

（5）皮肤烧伤、烫伤、松弛老化、缺乏弹性。

## 二、拉格斯环的禁忌证

（1）所有传染性疾病。

（2）器官炎症（沙眼、红眼病、中耳炎等）。

（3）严重器官衰竭，心肺功能不全（肺活量＜1 000毫升）。

（4）严重精神疾病（精神病、癫痫病等）。

（5）流行性感冒、发烧、体温过低者。

（6）骨折未愈、拉伤、外伤出血等开放性伤口。

（7）女性生理期。

# 第三节　格拉斯环练习方法

## 一、准备动作

进入泳池后，首先保持身体仰卧在水上，躺平不动。通过浮力器材辅助呈仰卧姿势在水中。在教练的辅助下穿戴好浮力器材，为避免臀部下沉影响整体浮力，浮力器穿在臀部下方，同时做好头部与下肢的浮力支撑。

教练要时刻观察练习者的身体姿势是否紧绷状态，通过言语提示让其放松，双手放在肩胛骨下方，向左右缓缓移动练习者（图8-1）。

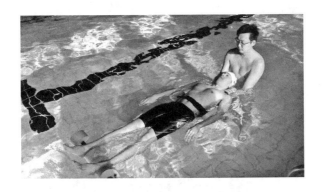

图 8-1

## 二、主干恢复

教练一只手放在练习者的胸椎位置，另一只手放在腰椎部位，练习者处于仰卧位上下浮动。向上浮动时，固定腰椎的手紧贴腰部向上托起，另一只手则处于镂空状态；向下浮动时胸椎部向上用力托起,腰部的手处于镂空状态。

教练将练习者向运动方向相反的方向助力;双手位于身体两侧,双脚去触碰左手;触碰时身体不要有旋转,手不要动,用腿去碰手。

除去浮力腰带,双手位于髂前(腰部下面腹部两侧的骨),固定髋关节(图8-2)。

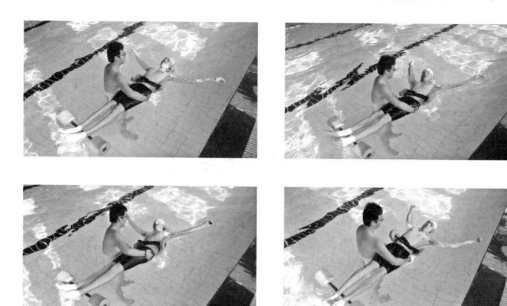

图 8-2

### 三、侧向甩摆

戴好颈部、腰部和脚部浮力装置后,使躯干核心收紧;侧向甩摆加上脊柱的旋转,压下沉的一侧;甩摆趋向于抬高的方向(图8-3)。

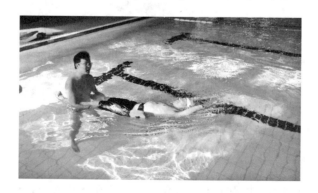

图 8-3

### 四、阻力运动

手向两侧伸展,双腿及躯干向一侧用力,教练位于练习者头部位置,双手置于肩胛骨下方,向躯干侧屈,方向与运动方向相同,髋关节不要弯曲。

侧向甩摆加上脊柱的旋转,压下沉的一侧;甩摆趋向抬高的方向,通过背部和腰部的力量使身体保持垂直。对于拖拽力而产生的自然垂直的甩摆,不要有形态上的变化。这时,教练要用更大的力量进行拖拽。此时可以发现练习者的身体哪边较弱。因为身体强的一侧可以保持很好的状态,另一侧则相对较弱。双手抱头,可以使练习者获得更大的杠杆力,但是不适用身体较弱的练习者(图8-4)。

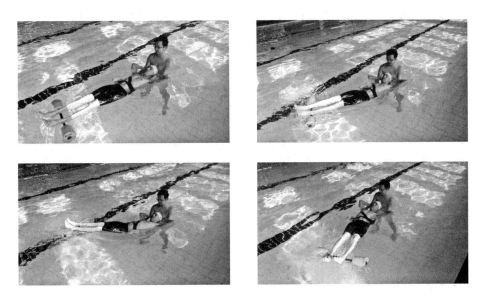

图 8-4

### 五、腿部运动

教练位于练习者脚踝处,做推拉动作,利用水的阻力,帮助练习者腿部进行上抬和拉伸(图8-5)。

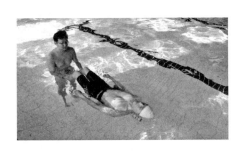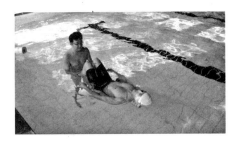

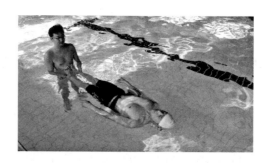

**图 8-5**

# 第四节　格拉斯环练习注意事项及水池器材准备

## 一、注意事项

（1）要根据自身关节灵活性和柔韧度练习,不要强迫身体去做全范围关节运动。掌握呼吸节奏,保持均匀缓慢的呼吸频率,切忌呼吸急促或者忽快忽慢。

（2）注意力保持集中,掌握不同动作的发力与放松原则。

（3）运动范围要适度,避免关节和肌肉出现严重的疼痛。

## 二、水池与器材

（1）水尺深度:与肩部持平。

（2）水池温度:30℃～35℃。

（3）器材准备:浮漂,浮力腰带,浮力哑铃,水中健身棒。

（4）练习形式:双人练习。

# 第九章

# 布 尔 登 科

## 第一节　布尔登科概述

布尔登科训练法(Burdenko Method)是一系列将水中运动与陆上练习创造性地结合的训练项目,能够有效预防运动损伤、加速损伤后的康复,并提高身体运动表现。大量的理论与实践研究表明,采用布尔登科训练法比单纯进行陆上康复的治疗效果更优。更重要的是,布尔登科训练法的适应人群覆盖范围广。不仅适合受伤的人群,也适合经常健身的人群(或运动员)。不仅是身体上的训练,更是身体、心理、精神同一的提升过程。布尔登科训练法强调的是利用身体运动的智慧实现预期效果,是功能性训练在水中运动的实现方式。这项渐进式的程序训练法大部分练习在深水中完成,身体采用直立位,躯干浮力设备进行辅助,保持四肢可以自由活动,是典型的深水运动。

水提供一个良好的环境,从被动到主动再到抗阻的运动。锻炼的类型取决于运动、肢体位置和设备的使用。通过水的拖拽力、黏滞性,可以减少运动中肌肉的肿胀感,通过呼吸运动加强膈肌的运动,还能增加肌肉血流量。

布尔登科运动的基本原理:在垂直体位运动,尽可能进行深水运动,结合全身锻炼,多个方向锻炼,改变运动速度,在水中和陆上相结合锻炼。建议每组练习最多 30 次,不要达到极限,不要产生疼痛。

## 第二节　布尔登科适应证与禁忌证

### 一、布尔登科的适应证

(1)失用性肌肉萎缩由制动、运动减少或其他原因引起的肌肉失用性改变,导致肌肉功能障碍。

(2)骨性关节炎、肌纤维痛、充血性心力衰竭、跌倒预防。

(3)单纯性肥胖症、继发性肥胖症、糖尿病、高血脂。

(4)心肺康复、免疫力低下、肌肉关节疼痛疲劳。

（5）其他由于其他原因引起的肌肉功能障碍等。

## 二、布尔登科的禁忌证

（1）局部开放性伤口、皮肤炎症、皮肤感染等。

（2）全身感染或炎症性疾病，并且处于急性感染期。

（3）严重的心血管系统疾病，如未控制的高血压、严重动脉硬化、心力衰竭、不稳定性心绞痛。

（4）严重的癫痫等神经系统疾病或存在认识功能障碍。

（5）各种原因所致关节不稳、骨折未愈合又未做内固定、骨关节肿瘤、全身情况较差、病情不稳定、严重的心肺功能不全等。

（6）女性生理期。

# 第三节　布尔登科练习方法

## 一、水中平衡和协调练习

在深水中保持垂直站立，不需要用四肢、头或脚进行过度的补偿运动。在深水中通过足够的浮力器材和适当的设备以达到平衡。在水中做动作时，要注意保持肌肉在运动过程中进行收缩和放松；出现复杂动作时，身体的姿态要及时地进行调整。缺乏协调性会产生紧张的情绪，影响动作的美观和平衡。

## 二、站立静态平衡训练

两足分立，与肩同宽，站立于水中。由于水的浮力使体重减轻，下肢压力减小，从而较容易在水中控制平衡，因此可以进行早期的平衡训练。开始时两足间距较大，可以提高稳定性；在能够独立站立后，逐步缩小两足间距，以减小支撑面，增加难度。

## 三、站立动态平衡训练

两足分立，与肩同宽，站立于水中，身体左右、前后晃动。交替左右足单足站立并保持平衡，双手抓握或不抓握池边，左右晃动身体保持平衡。熟悉后还可利用水浪冲击，进行平衡训练。

## 四、水中耐力和力量训练

肌肉耐力是指肌肉重复收缩时的耐疲劳能力。肌肉没有耐力则容易疲劳，不能持续某一姿势或活动。肌力训练就是增强肌肉收缩力量的运动训练。水中耐力训练是指在水中利用水的浮力、黏滞性和水的动态特征等提供阻力来进行肌肉力量训练。实践证明,水中训练对存在疼痛的患者效果特别明显,且在水中进行抗阻训练具有不容易造成损伤的优点。

### 五、肩关节屈伸训练

两腿分开站立,上肢前屈90°,肘关节伸直双手抓水中哑铃。腹肌收紧,肩关节后伸,将哑铃向双下肢方向下压,然后控制哑铃慢慢地恢复原位。在训练一段时间后,增加负荷进行训练。可以通过增加哑铃的浮力来增加负荷,也可以在齐肩的水中进行训练。

### 六、肩关节外展内收训练

两腿分开站立,肩关节外展,肘关节伸直,两手抓握水中浮力哑铃。上肢同时内收,下压哑铃,向体侧部位移动,然后控制哑铃慢慢恢复开始体位。在训练一段时间后,增加负荷进行训练,可以通过增加哑铃的浮力来增加负荷。

### 七、提膝运动练习

(1) 身体重心向下,保持直立站在浮力板上;缓慢放松身体,感受水的浮力;缓慢屈膝,对抗阻力使浮板缓慢上升,再慢慢下压回到基本站姿;双手在身体两侧划水,保持平衡和稳定;完成一次动作后再循环,根据情况设置训练次数,最多不超过30次(图9-1)。

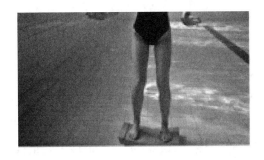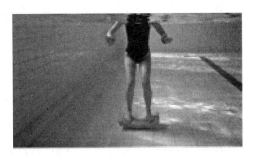

**图9-1**

(2) 水中健身棒在胸前呈U形,单脚脚掌踩在健身棒中间,双手扶泳池边,身体保持直立;上身微微前倾,腹部收紧,保持身体平衡;曲腿借助健身棒和水的浮力,缓慢将膝盖上提至90°,然后慢慢将水中健身棒向下踩到池低(图9-2)。如此,左右腿交替练习。在练习时,要注意速度缓慢,均匀发力,快速做提膝练习会对膝关节造成损伤。动作熟练之后,可以由单腿变为双腿加大动作的难度。

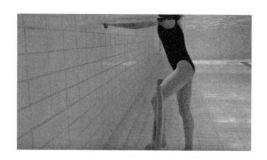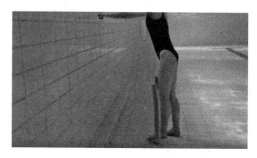

**图 9-2**

## 八、侧向打腿

从池边开始,双手拿水中哑铃,前臂伸直;双脚蹬离池壁,将另一手臂放在体侧;转动身体,使身体侧卧,前臂位于水下,另一臂和肩露出水面;双腿快速交替打水;头舒适地枕在水面,一只耳朵在水下,眼睛正好露出水面,嘴角位于水面下(与9-3)。

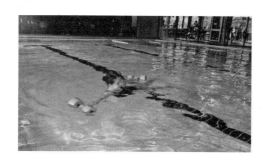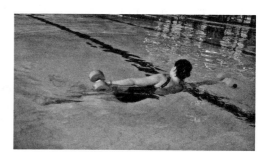

**图 9-3**

## 九、水中跑步

穿戴好浮力腰带,在中水区或深水区(双脚碰不到地面)中从泳池一端往另一端跑步前进。模拟在陆上跑步时的动作,前脚用力向前跨出,后脚用力向后发力。上身挺直并微微前倾,腹部收紧,双手前后自然摆臂,帮助保持身体平衡和稳定。可根据个人情况,适当加快速度。在水中运用全身肌肉,体会在阻力中前进的感觉。

# 第四节 布尔登科练习注意事项及水池器材准备

## 一、注意事项

(1)要根据自身关节灵活性和柔韧度练习,不要强迫身体去进行全范围的关节运动。

掌握呼吸节奏,保持均匀缓慢的呼吸频率,切忌呼吸急促或者忽快忽慢。

（2）注意力保持集中,掌握不同动作的发力与放松原则。

（3）运动范围要适度,避免关节和肌肉出现严重的疼痛。

## 二、水池与器材

（1）水池深度:与头部持平。

（2）水池温度:28℃～30℃。

（3）器材准备:浮漂,背漂,水中哑铃,水中健身棒。

（4）练习形式:小组练习。

# 第十章

# 水中力量训练

## 第一节　水中力量训练概述

水中力量训练是一个专门针对健身的项目。利用水的浮力和阻力,重复进行多次训练,并且按照一定的节奏在水中进行动作的练习,帮助人体增强肌肉力量,促进人体的新陈代谢,减脂塑形。水中力量训练的类型有很多,可以徒手或负重训练,但大部分水中力量训练都是借助各种器材来完成的。

水中力量训练分为上肢力量训练、下肢力量训练与核心力量训练。为了降低受伤的风险,维持肌肉平衡,水中的力量训练时身体所有主要肌肉群都应该在锻炼中得到加强,包括腰部、腹部、胸部、背部、手臂、肩膀、臀部及腿部等。在水中力量训练的过程中,借助器材和水的浮力和阻力,锻炼身体的主要肌肉群,对于一个科学安全的水中力量训练过程来说是很重要的。如果只锻炼到部分的肌肉,那么力量训练的效果则不太理想,会导致肌肉不平衡,甚至肌肉损伤等情况。在水中力量训练的过程中,可以借助音乐,按照规定的速度进行。

传统的力量训练向来是以陆上训练为主,其与水中力量训练相比,既有相同之处,也有不同之处。水中力量训练与陆上力量训练相同的是,二者都是以无氧训练为基础,帮助人体提高上肢力量、核心力量和下肢力量。不同的是,水上力量训练似乎很少或不太倾向于用阻力装备器材进行训练。因为水的阻力作用,所有的力量训练都只涉及同心肌收缩。如果使用具有浮力的装备器材,当这些器材与肢体向水面移动时,会发生反常的肌肉收缩,使用重物则会像在陆地上一样发生偏转。

力量训练项目从热身和预拉伸开始。因为这不是心肺运动,所以不需要心肺热身。力量训练的动作完全遵循前拉伸。每一组肌肉在锻炼中得到加强,随后必须再次拉伸。这个最后的柔韧性阶段可以在训练结束后进行,也可以在肌肉群的最后一组训练后进行。

## 第二节 力量训练的益处与谬误

力量训练的主要好处是增加肌肉力量和肌肉质量,帮助身体燃烧更多热量,提高新陈代谢率。当肌肉中的蛋白质和肌肉脂肪减少时,肌肉质量的增加会直接影响体脂率的改善,肌肉耐力也会提高。力量训练还可以改善肌肉平衡和神经肌肉活动,增加肌肉、结缔组织和骨骼的结构完整性。适度的力量训练也会减少受伤的可能性,还能够改善情绪,对焦虑以及抑郁等产生积极的影响。国内外许多研究表明,适度的力量训练对不同年龄段的人群来说都是非常必要的。它能够增强人体肌肉的灵活性,强健骨骼,提高新陈代谢率,改善并调节自身情绪,对体质健康与心理健康水平的提升都有着积极的促进作用。

人们对于力量训练的认识存在一些谬误。例如,许多人认为,进行力量训练就能够锻炼出大块的肌肉,但实际上并非如此。很少有男性和女性拥有可以锻炼出大块肌肉的基因。那些有这样基因的人也必须经过长时间努力才能实现。又如,许多人认为力量训练适用于男性,女性则不太需要。但其实力量训练能够强健骨骼,这对于危害女性健康的杀手之一的骨质疏松症有着非常显著的作用。因此,力量训练对女性来说是非常重要的,它可以避免骨质疏松这样一个潜在可能引起骨矿物质损失的严重状况出现。

力量训练应遵循三项原则。首先,缓慢而可调控地进行小幅度的训练。以一种缓慢而有控制的方式进行力量训练动作是很重要的。快速运动会给肌肉、结缔组织和关节带来过多的压力。与慢速力量训练相比,快速力量训练效果不佳,也更危险。如果练习者在水中快速地移动,身体就能够承受更大的阻力,但做这项工作的是冲力,而不是肌肉。慢速训练可以提供更多的肌肉力量和肌肉补充,使得更多的肌肉达到紧张状态,更安全、更有效。

第二,以全方位的肌肉伸展来完成肌肉收缩训练。这不仅能确保肌肉充分收缩,还能让相对的肌肉得到伸展。短距离的运动对增强肌肉的作用有限,可能会降低关节的灵活性。要测试关节的全活动范围,在没有阻力装置的情况下收缩肌肉并移动关节。当添加辅助设备时,关节应该能够移动且完全弯曲,在完全伸展之前停止。

第三,系统的逐步发展。渐进式过载原理在力量训练中非常重要。因此,在力量训练中应逐渐增加阻力和重复次数。为了使肌肉、骨骼、结缔组织和关节在没有损伤的情况下适应,训练刺激必须逐渐超负荷。更高强度和负荷的力量训练需要更多的恢复时间。

# 第三节　水中力量训练方法

## 一、水中上肢力量训练

### 1. 水中前后推拉行进

两脚自然分开站立于水中，身体保持直立，背部挺直；双手握住浮板，双臂用力向内将浮板拉至胸前，再用力向外推直；配合腿部动作，每迈出一步，双手推动一次浮板并收回（图 10-1）。

水中前后推拉主要锻炼手臂及腹部肌肉，辅助锻炼腰腹部肌肉，增强肱二头肌及腰腹部肌肉力量。

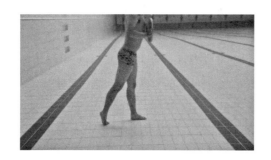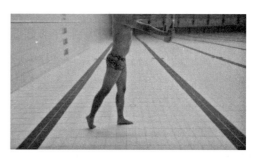

图 10-1

### 2. 水中体前交叉后拉

两脚自然分开站立于水中，身体保持直立，背部挺直；双臂打开成一条直线，手掌心向前自然张开；双臂伸直，向前向内发力至双手于体前交叉，在双肩水平处，再向体侧后拉（图 10-2）。

水中体前交叉后拉主要锻炼胸部、肩部及背部肌肉，增强胸大肌、三角肌及斜方肌力量。

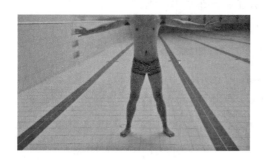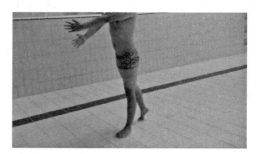

图 10-2

### 3. 岸边直立向上撑

两脚自然分开站立于水中，双手支撑在池边，间距与肩同宽，身体微微前倾；双手用力向上撑起身体至上半身完全露出水面，手臂完全伸直，身体保持直立，停留数秒后回到水中（图10-3）。

岸边直立向上撑主要锻炼手臂及腹部肌肉，增强上臂、小臂及腹肌力量。

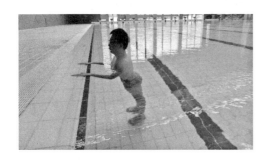
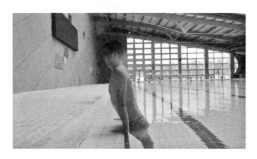

**图 10-3**

### 4. 水中哑铃前平举

两脚稍微分开站立于水中，身体保持直立，背部挺直，双手各持一只浮力哑铃于肩部高度自然伸直，手心向下；双臂向下发力将浮力哑铃下压至大腿前侧，然后双臂向上发力将浮力哑铃举至肩部高度（图10-4）。

水中哑铃前平举主要锻炼肩部及手臂肌肉，增强三角肌前束、肱二头肌力量。

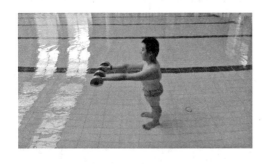
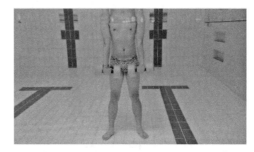

**图 10-4**

### 5. 水中哑铃侧平举

两脚自然分开站立于水中，身体保持直立，背部挺直，双手各握一只浮力哑铃于身侧自然伸直；两手抓握浮力哑铃，向下发力将浮力哑铃下压至大腿两侧，然后向侧上方平举浮力哑铃至与双肩水平，肘部微屈（图10-5）。

水中哑铃侧平举主要锻炼肩部及手臂肌肉，增强三角肌力量。

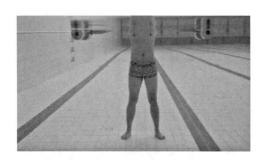
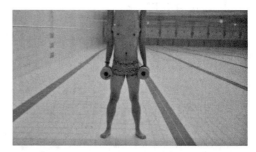

图 10-5

### 6. 水中哑铃体后飞鸟

两脚自然分开站立于水中,躯干保持挺直。双手各握一只浮力哑铃,于身体两侧自然伸直;两手抓握浮力哑铃,双臂向下向后发力,将浮力哑铃拉到体后相碰,然后向侧上方举至双肩水平(图 10-6)。

水中直立哑铃体后飞鸟主要锻炼肩部与背部肌肉,增强三角肌和背阔肌力量。

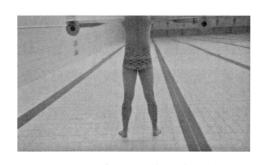
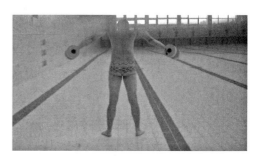
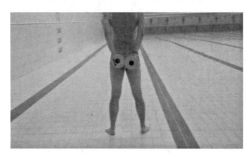
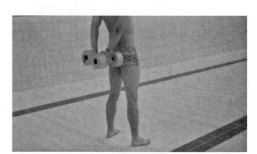

图 10-6

### 7. 水中哑铃站立弯举

两脚自然分开站立于水中,身体保持直立,背部挺直,双手掌心向前握住浮力哑铃于大腿前侧,伸直,掌心向外;双臂同时向上,弯举至肩膀前侧,然后还原至初始位置(图 10-7)。

水中哑铃站立弯举主要锻炼手臂及肩部肌肉,增强肱二头肌及三角肌力量。

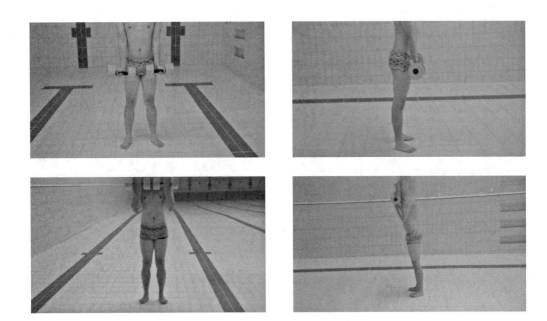

图 10-7

### 8. 水中哑铃直立划船

两脚自然分开站立于水中,躯干保持挺直;两手各握一只浮力哑铃置于大腿前方,掌心朝内;弯曲并向两侧上提肘关节,将浮力哑铃从水中竖直提拉到肩关节高度,再慢慢下放至初始位置(图 10-8)。

水中哑铃直立划船主要锻炼肩部与手臂肌肉,增强三角肌和斜方肌力量,利于肩关节的运动和稳定性。

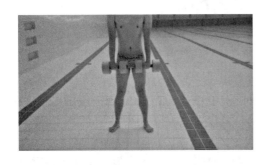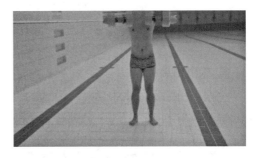

图 10-8

## 二、水中下肢力量训练

### 1. 水中原地深蹲跳

两脚自然分开站立于水中,躯干保持挺直;高举双手,双臂伸直与肩膀保持平行,在水中深蹲,膝盖不超过脚尖;向上发力跃出水面,挺胸收腹,臀部收紧,手臂向上抬高,使身体尽可能多的露出水面(图10-9)。

水中原地深蹲跳动作主要锻炼大腿、小腿及臀部肌肉,辅助锻炼腰部及腹部肌肉,增强股四头肌、腘绳肌、臀大肌、腓肠肌力量。

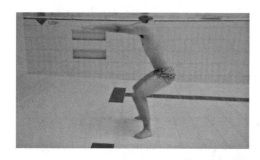
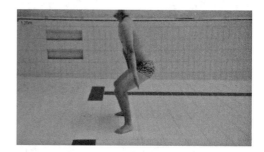

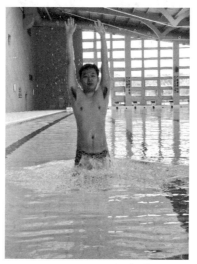

图 10-9

## 2. 水中跳房子

两脚微分站立于水中,躯干保持挺直;小腿在水中快速向后踢,踢腿的同时,双手在身后交替触碰足跟;左手触碰右脚,右手触碰左脚(图10-10)。

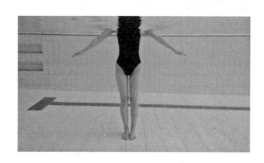
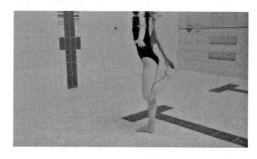

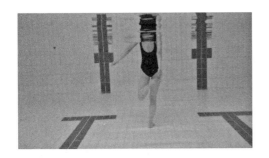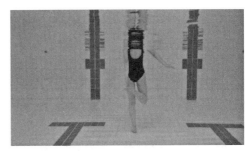

图 10-10

水中跳房子主要锻炼大腿前侧和小腿肌肉,增强股四头肌,小腿后侧肌群力量。

**3. 水中开合跳**

两脚微分站立于水中,躯干保持挺直,双臂自然张开落于体侧;双腿用力向上跃出水面,双腿伸直向外打开约 45°,脚尖向外,然后下落回到站立姿势(图 10-11)。

水中开合跳主要锻炼大腿内外侧肌肉,辅助锻炼腰腹部肌肉,增强外展肌群、内收肌群及核心肌群力量。

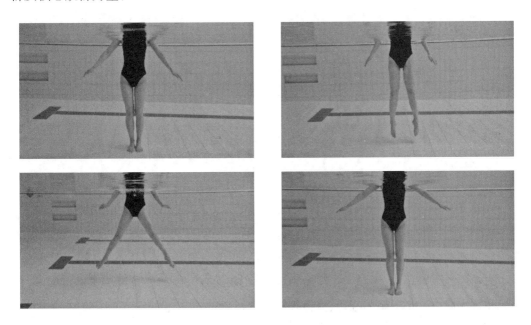

图 10-11

**4. 水中跑步**

在水中从泳池一端往另一端跑步前进,模拟在陆上跑步时的动作,右脚用力向前跨出,后脚蹬离池底,上身挺直并自然前倾,双手自然摆臂,保持身体平衡和稳定(图 10-12)。可根据个人情况,适当加快速度。

水中跑步主要锻炼腿部及腰腹部肌肉,增强小腿、大腿肌肉及核心肌群力量。

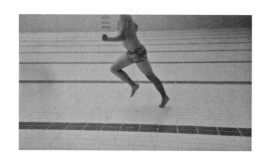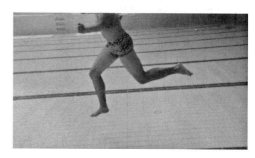

图 10-12

### 5. 水中直立后举腿

两脚分开与肩同宽,腰背挺直站立于水中;右腿伸直向后延伸,尽量抬高,左膝弯曲,重心前移,膝盖不要超过脚尖;停顿数秒后,右腿慢慢下落至地面,膝盖伸直,回到站立姿势(图 10-13)。左右腿交替进行练习。

后举腿主要锻炼臀部及大腿内侧肌肉,增强臀大肌及曲髋肌力量。

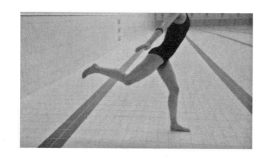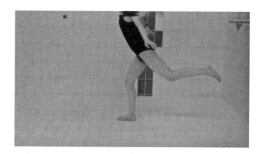

图 10-13

### 6. 水中下蹲

两脚分开与肩同宽,腰背挺直,双臂前伸与肩平行或交叉握于胸前,慢慢向下蹲至大小腿夹角约 90°即可,停顿数秒后慢慢起身直立(图 10-14)。

水中原地下蹲,分为半蹲与深蹲两种姿势,主要锻炼大腿前侧及臀部肌肉,增强股四头肌和臀大肌力量。可使用哑铃、壶铃等器材进行负重练习,也可徒手练习。

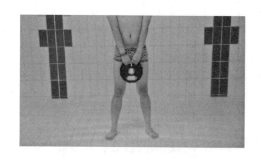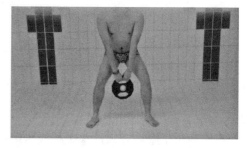

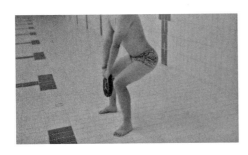 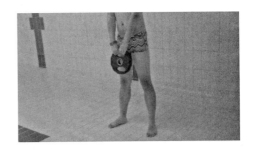

图 10-14

### 7. 水中弓箭步行走

两手各握住一只包胶哑铃于腰间位置或双手体侧握拳,腰背挺直,抬右脚向正前方跨出一步落地,右脚大腿与小腿呈 90°,膝盖不要超过脚尖,停顿数秒后提左膝向正前方跨出一步落地,左脚大腿与小腿呈 90°(图 10-15)。左右腿交替进行练习。

水中哑铃弓箭步行走主要锻炼大腿前侧及臀部肌肉,增强股四头肌和臀大肌力量,辅助锻炼腰腹部肌肉。可使用哑铃、壶铃等器材进行负重练习,也可徒手练习。

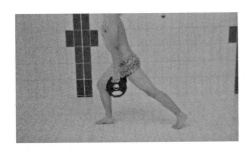 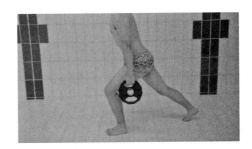

图 10-15

### 8. 水中自行车

身体背对池壁站立,背部挺直,双臂张开抓住泳池边;利用腰腹力量,将双腿向上抬至水平面下方,腿部在水中模仿骑自行车的姿势,交替向前蹬腿(图 10-16)。

水中自行车主要锻炼大腿前侧及小腿肌肉,辅助锻炼背部、臀部及核心肌群力量,增强股四头肌、股二头肌及小腿后侧肌肉力量。

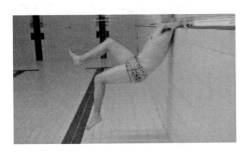 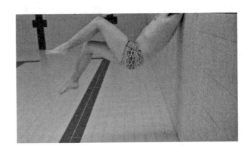

图 10-16

### 三、水中核心力量训练

#### 1. 水中原地跳跃转体

双脚自然并拢,脚后跟抬起,前脚掌着地站立于水中,躯干保持挺直;在水中左右转动臀部,扭转核心肌肉;转动时,头颈保持正直,目视前方,双手在体侧拨水,保持平衡(图10-17)。

水中转体主要锻炼腰部及腹部核心肌肉群,辅助锻炼腿部肌肉。

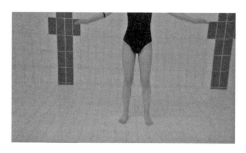
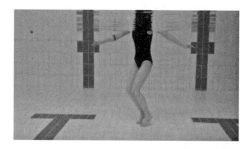
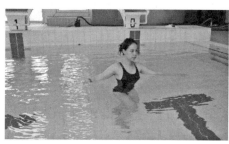
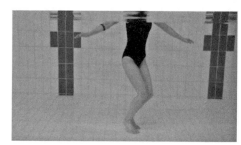

**图 10-17**

#### 2. 水中俯卧平行打腿

身体在水中呈俯卧姿势,双臂伸直,双手抓住泳池边,腹部微收,头部露出水面,躯干及双腿绷直,与水面保持平行;绷起脚背,双腿快速上下交替打腿(图10-18)。

水中俯卧平行打腿主要锻炼腰部及腹部核心肌肉群,辅助锻炼腿部肌肉。

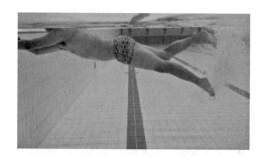
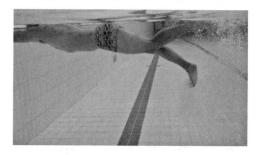

**图 10-18**

### 3. 水中高抬腿

双脚自然分开站立于水中，躯干保持挺直；前脚掌着地在水中快速交替抬腿，膝盖尽可能地触及水平面；双臂随着高抬腿节奏摆臂，保持身体平衡（图 10-19）。

水中高抬腿主要锻炼腰部及腹部核心肌肉群，可以原地进行，也可从泳池一段向另一端行进。

### 4. 水中躯干旋转

双脚分开比肩膀略宽，站立于水中，躯干保持挺直；手臂手掌并拢，向前伸直，潜入水平面下，手臂在水中左右横扫，对抗水中的阻力，躯干与臀部左右旋转时，双脚也跟着左右转动（图 10-20）。

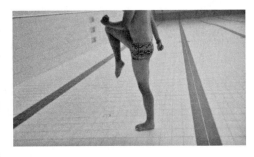

图 10-19

水中躯干旋转主要锻炼腰部及腹部核心肌肉群，辅助锻炼手臂及臀部肌肉。

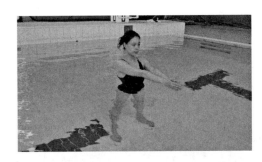
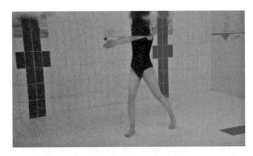
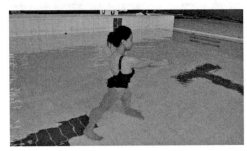
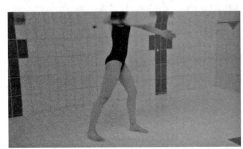

图 10-20

### 5. 水中直腿抬高

身体背对池壁站立，背部挺直，双臂张开抓住泳池边；双腿自然并拢伸直，在水中利用腰腹力量，将双腿向上抬起，抬腿时勾起脚尖，背部靠紧池壁，让双脚能够完全露出水面，保持数秒后双腿慢慢放下（图 10-21）。

水中直腿抬高主要锻腰部及腹部核心肌肉群，辅助锻炼背部及腿部肌肉。

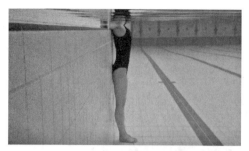
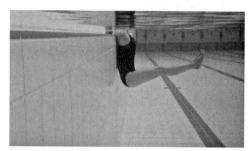
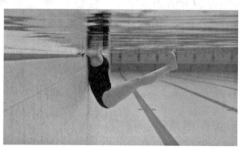

图 10-21

### 6. 水中直立踢腿

两脚微分站立于水中,躯干保持挺直;在水中利用腰腹力量,将右腿向上踢。踢腿时要勾起脚尖,腿部保持笔直,尽量踢高,右手前伸至水平面处,右脚向上触碰手指尖,然后再慢慢放下,再踢左腿(图 10-22)。如此在水中左右交替向上踢腿。

水中直立踢腿主要锻炼腰部及腹部核心肌肉群,辅助锻炼腿部肌肉。

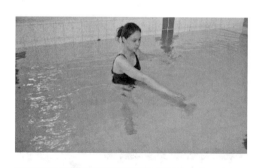
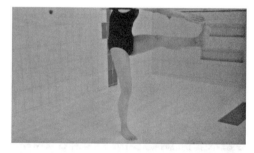
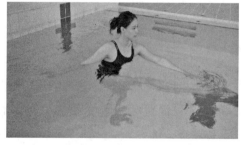
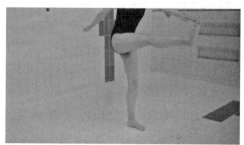

图 10-22

#### 7. 池边缩腹

小腿置于池边上，膝盖露出水面，大腿贴紧池壁，与小腿呈 90°；身体向后仰至躯干与水面平行，双手于耳侧向上自然伸直；起身，身体面向池壁，胸部尽量向大腿贴近（图10-23）。

池边缩腹动作主要锻炼腰部及腹部核心肌肉群，辅助锻炼手臂及背部肌肉。

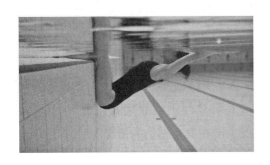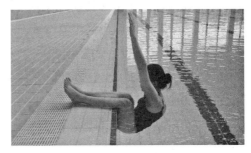

图 10-23

#### 8. 水中"L"字悬浮

在水中躯干保持垂直，双腿伸直并拢，双腿与躯干呈约 90°的 L 形。双臂张开于身体两侧拨水，帮助保持身体平衡，使身体在水中保持尽量长时间的悬浮状态（图10-24）。

水中"L"字悬浮主要锻炼腰部及腹部核心肌肉群，辅助锻炼手臂及背部肌肉。

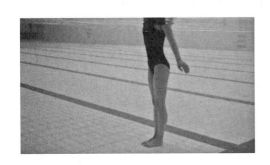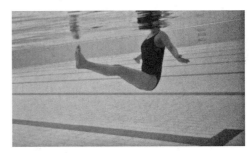

图 10-24

## 第四节　水中力量训练注意事项及水池器材准备

### 一、注意事项

#### 1. 在缓慢而可调控的状态下进行力量训练

用一种缓慢而可控的方式进行力量训练动作是很重要的。快速运动会给肌肉、结缔组织和关节带来过多的压力。与慢速力量训练相比,快速力量训练的效果更差,也更容易发生损伤。慢速训练能够使更多的肌肉达到紧张状态,可以提供更多的肌肉力量和肌肉补充,是更加安全有效的力量训练方式。

**2. 系统的逐步发展**

刚刚开始进行水中力量训练时,如果采用的装置阻力过大或运动范围过大,或运动速度过快,就可能在水中受伤。力量训练要遵循适度原则,循序渐进地进行练习。在训练过程中,要逐渐增加阻力和重复次数。

**3. 在无痛状态下进行力量训练**

在水中力量训练中,应该在无痛的前提下进行。身体各部位的疼痛代表着损伤,感到疼痛时应立即停止训练并进行观察,继续训练将导致严重的肌肉或软组织损伤。因此,在水中力量训练的过程中要保证肌肉、骨骼及关节在没有损伤的情况下适应负荷。

## 二、水池与器材

(1)水池深度:从腹部到腋窝深度的水中。

(2)水池温度:26℃～30℃。

(3)器材准备:基于阻力原理,在水中大部分的力量训练都是借助器械来进行的。对于身体状况不佳的人可以在无器材的情况下进行。常用的水中力量器材包括浮板、包胶哑铃、浮力哑铃、浮力棒、阻力带、弹力带,等等。对于高水平的运动员,则需要特定类型的阻力设备辅助训练。

(4)练习形式:个人练习或小组练习。

# 第十一章

# 水 中 放 松

## 第一节　水中放松概述

水中放松(Aqua-T-Relax)要求练习者在水中放松的同时完成多组轻柔缓慢的运动。这些运动可以使前庭系统运作平稳并且有助于降低结缔组织的张力,牵伸筋膜使机体更加柔韧,不易受伤。

全身作为一个整体,做出动作时是符合生物力学的机械传导理论的,当用力过猛或动作出现偏差时,很容易受伤。然而当接受一段时间的水中放松训练后,结缔组织的黏弹性发生改变,在日常生活完成动作时就会更加轻盈、稳定地传递力量,进而保护机体不受伤害。压力引起的疼痛是目前临床上最常见的问题之一,现在越来越多的研究显示休息可以有效地减轻这类疼痛,其原理是感官剥夺原理。

## 第二节　水中放松适应证与禁忌证

### 一、水中放松的适应证

(1) 骨性关节炎、肌纤维痛、充血性心力衰竭、跌倒预防。

(2) 单纯性肥胖症、继发性肥胖症、糖尿病、高血脂。

(3) 心肺康复、免疫力低下、肌肉关节疼痛疲劳。

(4) 体态矫正、脊柱侧弯、颈腰椎前曲等脊柱生理弯曲。

(5) 皮肤烧伤、烫伤、松弛老化、缺乏弹性。

### 二、水中放松的禁忌证

(1) 所有传染性疾病。

(2) 器官炎症(沙眼、红眼病、中耳炎等)。

(3) 严重器官衰竭,心肺功能不全(肺活量<1 000毫升)。

(4) 严重精神疾病(精神病、癫痫病等)。

（5）流行性感冒、发烧、体温过低。

（6）骨折未愈、拉伤、外伤出血等开放性伤口。

（7）女性生理期。

# 第三节　水中放松练习方法

## 一、冥想漂浮

冥想是一种从精神到肌肉的放松技巧。它把一个人的注意力集中在一组词语或一个声音上。让练习者自由漂浮在注满水的隔音室中冥想，水的温度与皮肤表面的温度相同，从而练习者不会对冷或热做出反应，在水中漂浮 30～60 分钟不等，由教练判断是否加入被动活动。

在冥想时保持一种平静的态度，让想法进入大脑，再轻轻地把它们推出去，重新关注单词或声音。形象化是有氧健身教练常用的一种放松技巧。研究表明，人们通过想象自己处于成功的环境中，可以提高自己成功的概率。这个概念应用于图像和可视化放松。教练经常引导练习者进入一个放松的环境，如海滩或山区。放松的环境由内部结构进行描述则更详细，而练习者能够感到放松，因为他们会想象自己身处新的环境(图 11-1)。

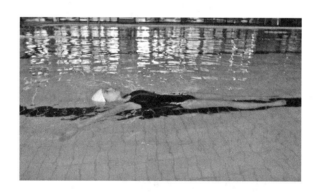

**图 11-1**

## 二、呼吸放松

有意识的呼吸是肌肉到大脑放松的方法。呼吸是促进放松最简单的工具。只需要简单地意识到每次吸气和呼气开始放松即可。鼓励练习者在吸气时感觉到新鲜、干净的空气进入身体，在呼气时杂质离开身体。练习者还被要求注意吸气和呼气之间的时间；有些人在每次吸气和呼气时数 4～10。

### 三、渐进式放松

渐进式放松是另一种从肌肉到大脑的放松技巧。练习者放松身体中的特定肌肉,然后等待它们"疲劳感消失殆尽"。这一过程通常是从脚开始,也可以从头部开始慢慢进行。每组肌肉收缩约 5 次,每次 10 秒。前一两次收缩是强烈的全面收缩,接下来的两次收缩只使用了一半的张力,而最后一次收缩的强度勉强可以感觉到。

## 第四节  水中放松练习注意事项及水池器材准备

### 一、注意事项

(1) 要根据自身关节灵活性和柔韧度练习,不要强迫身体去做全范围关节运动。掌握呼吸节奏,保持均匀缓慢的呼吸频率,切忌呼吸急促或者忽快忽慢。

(2) 注意力保持集中,掌握不同动作的发力与放松原则。

(3) 运动范围要适度,避免关节和肌肉出现严重的疼痛。

### 二、水池与器材

(1) 水池深度:与肩部持平。

(2) 水池温度:30℃~35℃。

(3) 器材准备:浮漂,背漂,水中哑铃,水中健身棒。

(4) 练习形式:小组练习。

# 第十二章

## 水中运动的营养需求

### 第一节 运动与膳食平衡

#### 一、膳食平衡的概念及重要性

膳食平衡是指按照不同的年龄、身体活动和能量的需要设置的膳食模式,这个模式推荐的食物种类、数量和比例,能最大程度地满足不同年龄阶段、不同能量水平的健康人群的营养和健康需要。平衡膳食是各国膳食指南的核心观点,"平衡"指人体对食物和营养素需要的平衡,指能量摄入和运动消耗的平衡。平衡膳食强调了日常饮食中食物种类和品种丰富多样,能量和营养素达到适宜水平,注意避免油、盐、糖的过量等多项内涵。

糖类、脂肪、蛋白质、维生素、矿物质和水是维持生命活动、保证身体运动的基础,是体质健康的营养学核心问题。平衡的膳食营养是防治疾病,维护人体健康水平的物质基础;运动锻炼是促进人体健康的重要手段。运动与膳食平衡对保证人体的正常生长发育,维护健康,提高机体生理技能,增强体质和防治疾病具有重要的意义。

合理膳食营养能为运动者提供适宜的能量和充分的维生素和微量元素,能为防止运动损伤提供物质保证,有助于健身运动后的恢复,可缓解运动性疲劳的发生或减轻其程度。

人体必需的 6 种营养素见表 12-1。

表 12-1 人体必需的 6 种营养素

| 营养素 | 成分 |
|---|---|
| 糖 | 单糖,双糖,多糖(包括纤维素) |
| 脂肪(必需脂酸) | 亚油酸,脂肪酸 |
| 蛋白质 | 异亮氨酸,亮氨酸,赖氨酸,单氨酸,苯丙氨酸,色氨酸 |
| 维生素 | 水溶性:维生素 $B_1$,维生素 $B_2$,维生素 $B_3$,维生素 $B_6$,维生素 C,泛酸,叶酸,维生素 $B_{12}$<br>脂溶性:维生素 A,维生素 D,维生素 E,维生素 K |
| 矿物质 | 主要元素:钙,氯,镁,磷,钾,钠,硫<br>微量元素:钴,铬,铜,铁,锰,镍,锡,钒,锌,氟,碘,硅 |
| 水 | — |

注:选自《游泳运动员的营养与膳食》,梁锡华,王电华,邓春梅,等。

## 二、合理营养与运动能力

合理营养是人体健康的物质基础,平衡膳食则是实现合理营养的根本途径。运动锻炼能增强人体各组织器官的机能,提高健康水平。合理的营养摄取,不仅对运动员具有重要的意义,关系着运动员的身体健康,对运动成绩的提高具有至关重要的作用,而且随着社会的进步和人民生活水平的提高,对人们拥有充沛的体力、健康的体质,同样也有着十分重要的意义,这一点,已经被越来越多的人认识到。营养的合理与否,对人的体质健康、发育水平、运动能力的提高的影响越来越显现。合理的营养和运动使人健康长寿,已经成为人尽皆知的"真理"。要获得通过运动促进健康和成长发育的良好效果,就必须有合理的营养作保证。营养是构成机体组织的物质基础,体育运动则可增强身体的机能,二者科学配合,才能更有效地提高健康水平。

# 第二节　水中运动营养需求

## 一、水中运动与宏量营养素

### 1. 水中运动与糖类

(1)供给运动能量。糖类是水中运动过程中最主要的供能物质,运动中最直接和最快速的能量是三磷酸腺苷(ATP),但体内三磷酸腺苷的储存量很少,仅能维持几秒钟,三磷酸腺苷需要不断合成。糖是剧烈运动中三磷酸腺苷再合成的主要基质,以糖原的形式分别储存于肌肉和肝脏。在无氧和有氧的情况下均能分解为三磷酸腺苷供给机体使用。

(2)运动中的糖储备。机体的糖储备是影响运动耐久力的重要因素。研究证明,糖储备与运动能力正相关。而且肌糖原降低与运动性疲劳和运动性损伤的发生有密切关系。大脑细胞主要靠血糖供能,而且几乎没有糖储备。糖储备耗竭后,极易引起中枢性疲劳,甚至发生低血糖。膳食中糖类比例高,有利于糖原的合成和糖储备的增加。

### 2. 水中运动与脂肪

(1)供给运动能量。与糖相比,脂肪具有重量轻、能量密度高、发热量高的特点。1克脂肪在运动中可产生 37.6 千焦(9 000 卡)能量,比 1 克蛋白质或 1 克糖类高一倍多。

(2)构成一些重要生理物质。磷脂、糖脂和胆固醇作为脂类物质,参与构成细胞膜的类脂层,胆固醇又是合成胆汁酸、维生素 $D_3$ 和类固醇激素的原料。

(3)维持体温、保护脏器、减小在水中的阻力。一方面,脂肪不易导热,皮下脂肪层有隔热保温作用,这对于在低于体温的水中长时间运动的人来讲具有重要意义,可防止体温过分散失;另一方面,在人体重要脏器周围,如心脏,都有脂肪包裹,这有利于在机体进行较为剧烈的水中运动时保护脏器。此外,脂肪还可以减小自身在水中运动的阻力。

(4)促进脂溶性维生素的吸收。鱼肝油和奶油富含维生素 A、D,许多植物油富含维生素 E。脂肪能促进这些脂溶性维生素的吸收。

(5)增加饱腹感,防止饥饿。脂肪在胃肠道内停留时间长,所以有增加饱腹感的作用。在进行长时间水中运动时可以有效地减少饥饿感。

**3. 水中运动与蛋白质**

(1)提供能量。蛋白质在水中运动中供能的比例取决于水中运动的类型、强度、持续时间及体内糖原的状况。骨骼肌可选择性摄取支链氨基酸在长时间耐力型水中运动中进行氧化供能。

(2)维持细胞的生长、更新和修补。蛋白质是肌肉、内脏器官、骨骼、皮肤和红细胞等的主要组成成分,占细胞内固体成分的 80% 以上。高强度和大运动量的训练比赛可造成肌肉组织损伤,而组织细胞的修复需要蛋白质。

(3)调节生理功能。一是调节体内各种生理生化反应,如合成酶、激素和其他化合物,在运动过程中,体内的所有物质代谢都是在酶的作用下完成的。蛋白质的基本单位是氨基酸,在体内的激素中,有一部分是从氨基酸演变或合成而来的。二是合成抗体、保护机体,抗体是由氨基酸组成,能够识别属于自身蛋白质和入侵人体的外源微粒(通常为蛋白质),而且只会与后者发生作用,起到保护机体的作用。三是保持机体体液和电解质平衡,一方面蛋白质利用自身生物大分子和蛋白质亲水性的特征,维持细胞内外的水分平衡;另一方面细胞膜上的运输蛋白通过不断地将各种物质运出或运进细胞,维持体液的组成。四是维持体内酸碱平衡,例如,当机体 pH 值下降时,蛋白质可以利用其两性电解质的带负电特征接受带正电的氢离子,缓解 pH 值的进一步下降。

## 二、水中运动与微量营养素

### 1. 水中运动与维生素

维生素是维持人体正常物质代谢和某些特殊生理功能不可缺少的低分子有机化合物,主要参与各种酶的合成,因其结构和理化性质不同,使其各具特殊的生理功能。根据维生素的溶解性其可以分成两大类,即水溶性维生素和脂溶性维生素。

水中运动导致机体代谢加快。维生素作为能量代谢辅助因子,及时、适量供应会有利于产生能量并改善神经系统功能,从而满足运动对机体代谢能力的要求。

### 2. 水中运动与水

水在人体中的主要功能如下:一是构成身体主要成分,水是人体中最多的组成成分,占体重的 50%～70%;二是参与体内的各种生理生化反应;三是调节体温;四是润滑作用。

# 第三节　水中运动的营养补充策略

不同于跑步等陆上运动项目,水中运动主要在水里进行。由于水的阻力比空气大很多,而且游泳池水温(20℃～27℃)远低于身体温度,导致人体热量散失过快,能量消耗大,因此在水中运动的能量需求较大。以最常见的水中运动游泳为例,据研究显示,完成相同距离的运动,游泳的人能量消耗约为跑步者的 4 倍。因此,科学合理的营养补充对于水中运动的进行具有举足轻重的作用。

## 一、水中运动基本营养准则

(1) 摄入复合糖类,占每天总能量供给的 55%～65%;

(2) 蛋白质摄入量占一天总摄入量的 15%～20%;

(3) 适量补充脂肪;

(4) 补充适量的维生素;

(5) 喝足够的水,并适量补充无机盐,维持体内水平衡;

(6) 摄入的能量不能超过一天总代谢能量以维持理想体重。

## 二、糖类补充

糖类是运动中主要的供能物质,运动中糖原储备不足时会出现眩晕、恶心、饥饿、反应迟钝、肌肉酸痛、动作缓慢等不良现象。因此,进行水中运动的人必须摄入足量的糖类,每天糖类补充量应占总摄取量的 55%～65%。泳游运动员的补糖原则是:每天至少按 8 克/千克体重的标准摄入糖。例如,一个 60 千克体重的运动员每天要摄入最少 480 克碳水化合物。普通健身人群可根据自身体力消耗情况,适量增减糖类的摄取量。五谷类和根茎类(土豆、红薯等)是食物中糖类的主要来源。

## 三、脂肪补充

脂肪,又称为脂质,是一种非常集中的能量来源,每克脂肪提供的热量是等量碳水化合物所能提供的两倍多。但是脂肪是一种效率较低的能量来源,因为它的分解过程很复杂。脂肪存在于起酥油、黄油、人造黄油、肉、鱼、牛奶、奶酪、奶油、巧克力和坚果中。然而,通过这些食物摄取的脂肪并不是身体脂肪的唯一来源,虽然这些脂肪最后也会被身体转化而储存起来。

人们日常吃的脂肪是甘油和脂肪酸组成的三酰甘油酯。脂肪酸并不都是一样的。

饱和脂肪酸存在于动物脂肪、椰子油和其他脂肪中,这些脂肪在室温下通常是固态的。它们含有胆固醇,对血液中的胆固醇含量有一定影响。植物油中含有多重不饱和脂肪酸和单重不饱和脂肪酸,不含胆固醇。多重和单重不饱和脂肪酸往往对血液胆固醇水平有有益的影响,而饮食中的饱和脂肪酸往往会增加血液中的胆固醇含量。人体中大约60%是水,脂肪需要经过一些特殊的处理才能被运输和吸收。血液中转运胆固醇的物质包括为高密度脂蛋白和低密度脂蛋白。低密度脂蛋白把胆固醇从肝脏运送到全身组织,会增加冠心病风险,而高密度脂蛋白将各组织的胆固醇送回肝脏代谢,与降低风险有关。饮食中脂肪的减少会影响体重控制,这不仅是因为每克脂肪含有更多的卡路里,还因为脂肪在身体中储存时更经济。储存脂肪所需的身体能量比储存碳水化合物所需的能量要少。

由于水中运动需要长时间待在比人体皮肤温度低很多的水中,身体需要一定脂肪维持体温,因此进行水中运动的人员饮食中脂肪的需求量应该高于其他运动项目。例如,游泳运动员每日的脂肪摄入量占摄入总能量的30%～35%,对于一般运动人群,尤其是希望通过水上运动减轻体重的人群可适当减少脂类物质摄入量。含有脂肪较多的食物包括动物类(肉类等)和植物类(坚果等)。

## 四、蛋白质补充

蛋白质的主要功能是建立和修复人体组织。身体重量的20%来自蛋白质。蛋白质也被用于合成激素、抗体、酶和能量,但作为一种燃料,它有一些局限性。蛋白质作为一种燃料的缺点是,当蛋白质被分解时,会产生尿素,并且必须被排出体外。这也会排出额外的水,因此可能会导致脱水。

蛋白质是由称为氨基酸的较小单元组成的大分子。人体中至少有20种不同的氨基酸。其中大约有8种被称为必需氨基酸,它们必须从食物中获得。动物蛋白来源于鱼、肉、蛋和乳制品,其包含了许多人类所需的氨基酸。大多数蔬菜或植物蛋白来源于坚果、豆类和谷物,包括大米、小麦和燕麦。由谷物和豆类组成的植物和蔬菜来源是相辅相成的,它们一起为人体提供足够的必需氨基酸。

蛋白质可以从饮食中获得,食物中的蛋白质来源主要分为动物性蛋白(如各种肉类、蛋类、鱼类)和植物性蛋白(如豆类和谷类),但是通过饮食摄入大量蛋白质的同时往往会摄入大量的脂肪。例如,中国人习惯于吃猪肉,而肥瘦猪肉的脂肪含量在三分之一以上,纯瘦肉的脂肪在6%以上。由于摄入过多脂肪会导致机体脂肪含量增加,运动能力下降。因此应注意多摄入优质蛋白质,除此以外,多吃鱼虾、瘦牛肉、瘦羊肉等,还可以补充一些乳清蛋白。

## 五、维生素补充

维生素是维持身体成长与正常生命活动所必需的一组物质。运动时,体内维生素的周转率变快,加上运动时大量排汗,因此,运动后也需要适量补充维生素。

维生素有助于调节新陈代谢,释放食物中的能量,并参与骨骼和组织的合成。均衡、多样化的饮食将提供身体健康所需的所有维生素。

维生素分为水溶性维生素和脂溶性维生素。水溶性的维生素包括抗坏血酸(维生素 C)、生物素、叶酸、烟酸、泛酸、硫胺素(维生素 $B_1$)、核黄素(维生素 $B_2$)、pyri-doxine(维生素 $B_6$)、维生素 $B_{12}$ 等。因为这些维生素溶于水,它们很容易在体液中运输,但不能大量存储。应该每天服用这些维生素。

脂溶性维生素包括维生素 A(视黄醇)、维生素 D(钙酚)、维生素 E(生育酚)和维生素 K(对苯二酚)。这些维生素被分解并储存在身体的肝脏和脂肪组织中。在某些情况下,身体内的储存量足够维持一年以上。

常见维生素含量见表 12-2。

表 12-2　常见维生素含量

| 维生素名称 | 溶解性 | 相关食物 |
|---|---|---|
| 维生素 A | 脂溶性 | 水果类有梨、苹果、枇杷、樱桃等;蔬菜类有胡萝卜、大白菜、荠菜;谷类有绿豆、大米、胡桃仁等;动物类有动物肝脏等 |
| 维生素 $B_1$ | 水溶性 | 蔬菜类有香菜、黄瓜、胡萝卜等;水果类有猕猴桃、香蕉、葡萄等;谷类有全麦面粉以及大麦和小麦;薯类食物中也富含维生素 $B_1$ |
| 维生素 $B_2$ | 水溶性 | 动物的内脏,如肝脏,肺脏;蔬菜类有紫菜、海带、蘑菇、菠菜、油菜、白菜等 |
| 维生素 C | 水溶性 | 蔬菜类有辣椒、菠菜、白菜、莴笋等;水果类有猕猴桃,橘子、橙子、苹果等 |
| 维生素 D | 脂溶性 | 肝,鱼肝油、奶油、奶酪、蛋黄等 |
| 维生素 E | 脂溶性 | 豆类和谷类,如杏仁、核桃、黄豆、黑豆;蔬菜类有菠菜、卷心菜、南瓜等;水果类有鱼类以及肉类中含有大量维生素 E;水果类如香蕉;乳制品中含有大量的维生素 E,如牛奶、羊奶、奶酪等 |
| 维生素 K | 脂溶性 | 水果类有胡萝卜、南瓜、青菜等;乳制品有酸奶酪、干酪、奶等 |

## 六、水补充

水是最基本的营养成分,也是与物理活动密切相关的重要元素。大约体重的 60% 都是水。水有三个来源:饮用的液体、食品中的水和来自身体中代谢反应产生的副产品代谢水。正常情况下,每天身体大约流失 2 夸脱(1 夸脱=0.946 升)水。水从人体的尿液和粪便中流出,通过呼吸呼出,也可通过皮肤排出。肾在体内维持着至关重要又微妙的水平衡。运动中,水可以帮助控制人体的温度。这是通过产生汗液经皮肤蒸发实现的。除了水,汗水中还含有电解质,也就是矿物质钠、钾和氯,它们对体液平衡、神经和肌肉功能有重要作用。运动前和运动中摄入电解质不足会影响运动成绩和耐热性,可能导致热痉挛、热衰竭和中暑。心血管功能也可能被损害。在相同的工作负荷下,液体的消耗会降低血容量,导致心搏量减少,提高心率。

随着温度和湿度的增加,人体对水的需求也随之增加。最安全的补偿流汗过多的方法是喝水。在高温高湿情况下进行大强度运动,人体大量出汗而未及时补水容易出现运动性脱水现象。但在剧烈运动时,口渴并不能很好地反映对水的需求。因此,运动前、中、后应及时补液,使机体水分达到平衡。补水的原则是少量多次和适量补充无机盐。

## 七、钙补充

骨质疏松症是一种与钙摄入量不足相关的疾病,在钙摄入量不足的情况下,骨强度逐渐降低,脆弱的骨骼容易骨折。最终导致畸形、残疾。骨质疏松症的风险随着年龄的增长而增加,女性的风险比男性更大。

良好的骨骼健康取决于一个最佳的钙/磷比例。但过多的磷和钙会导致骨质疏松。磷在普通食物中含量更多,也比钙更容易被吸收,这一事实促使人们在饮食中更需要良好的钙源。钙的最佳来源是牛奶和其他乳制品。牡蛎、豆腐、杏仁等也是钙的良好来源。对于那些不能或不愿意从饮食中获得足够钙的运动者,也可以补充多种类的钙补充剂。需要特别注意的是,非处方产品的实际元素钙含量差异很大,有时很难确定。除此之外,钙摄入量过多会导致肾结石。因此,一定要在专业人员的指导下使用钙补充剂才是最安全的。

## 八、矿物质补充

矿物质在细胞代谢的许多方面都是至关重要的,同时也有助于强健骨骼和牙齿。矿物质还能保持体液平衡,参与神经冲动传递和肌肉收缩。有着良好饮食习惯的运动者显然不需要额外补充矿物质。当然也没有证据表明,矿物质补充量高于每日推荐摄入量(Recommend Dietary Intake, RDI)将提高运动能力。然而,主要的营养调查显示,许多成年女性可能是缺乏钙和铁。某些健康和安全风险与钠和其他被称为电解质的矿物质有关。钙和磷是人体中最丰富的矿物质,是构成了骨骼和牙齿的坚硬材料,必须在饮食中有足够的量和正确的比例。

## 九、铁补充

孕期妇女在一定程度上患有缺铁症状。已有研究发现,铁的消耗对女运动员的运动成绩有显著的影响,但是认为所有参加体育锻炼的女性都应该补充铁是不明智的。对许多人来说,饮食中补充一些富含铁的食物就已足够,如肉、肉类器官、鱼、绿叶蔬菜和豆制品等。身体最容易吸收肉、鱼中的铁。维生素 C 会促进其他来源铁的吸收。

## 十、卡路里

碳水化合物、蛋白质和脂肪所产生的能量是用卡路里来衡量的。卡路里的科学定义是将 1 克水的温度升高 1℃所需要的热量。

卡路里提供三种身体运作功能所需的能量。第一种是基础代谢,支持生命的过程,如心跳、呼吸、细胞活动和神经冲动。这是维持身体存活所需的最低能量。基础代谢约占每天消耗能量的三分之二。基础能量消耗也称为基础代谢率(Basal Metabolic Rate,BMR)。女性的基础代谢率大约是每天 1 100 卡;男性每天 1 300 卡。在休息的时候肌肉组织比脂肪组织需要更多的能量,所以瘦的人基础代谢率通常比胖的人更高。第二种能量需求是来自体力活动。当身体并非静止状态时,就需要更多的热量和卡路里。第三种能量需求来自成长过程。婴儿或儿童比成人需要更多的能量来支撑其身体的成长。

## 十一、科学营养的准则

### 1. 丰富食物种类

每天吃各种各样的食物,包括水果、蔬菜、全谷类及营养丰富的面包、谷类及谷类制品、奶制品(奶酪和酸奶)、肉类(家禽、鱼类)、蛋类、豆制品类。

### 2. 体重控制

通过减肥和改善饮食习惯来保持可接受的体重。通过增加身体运动,促进脂肪燃烧和热量消耗,少吃高脂肪类食物,少吃甜食,避免过多饮酒。在饮食上注意慢食、少食,根据自身体质状况改善饮食习惯。

### 3. 避免摄入过多的脂肪、饱和脂肪和胆固醇

选择瘦肉、鱼、家禽、豆类作为蛋白质来源。适量食用蛋类及动物内脏(肝脏)。限制黄油、奶油、氢化植物油、起酥油、椰子油和由这些产品制成的食物的摄入量。去除肉类中多余的肥肉。选择烧或煮而不是炸的烹调方式。

### 4. 淀粉和纤维的食物充足

用淀粉代替脂肪和糖类是一种很好的控糖方式。选择富含纤维和淀粉的食物,如全麦面包和谷类,水果和蔬菜,豆类和坚果。

### 5. 避免摄入过多的钠

尽量不吃腌制过的食物,在烹饪时只加少量盐。在一日三餐的食物中只加入少量盐或不加盐。限制高盐含量的食物摄入,如咸菜、薯片、咸坚果、各类调味品、奶酪、腌食品

和腌肉。

**6. 控制糖摄入**

控制糖类的摄入,包括白糖、红糖、原糖、蜂蜜和糖浆等。少食含有这些糖分的食物,如糖果、冰激凌、蛋糕和饼干。选择新鲜水果或无糖或淡糖浆的水果罐头,而不是浓糖浆的。阅读食物标签上的糖成分含量,如果成分是蔗糖、葡萄糖、麦芽糖、乳糖、果糖或糖浆剂,则说明产品中含有大量的糖。

日常营养建议见表12-3。

表 12-3 日常营养建议

| 科学营养饮食 | 具体方式 |
| --- | --- |
| 丰富食物种类 | 水果、蔬菜、谷类食品、奶制品、肉类、豆制品等 |
| 体重控制 | 运动、饮食(高脂、高糖、饮酒控制) |
| 减少脂肪摄入 | 从不同类型的食物中丰富蛋白质,少食油炸食品 |
| 淀粉、纤维充足 | 用淀粉替代脂肪和糖类 |
| 控制钠摄入 | 少食腌制类食物,日常饮食注意低盐 |
| 控制糖摄入 | 控制高糖类食品(糖果、饮料、蛋糕、冰激凌等) |

# 第四节　不同健身人群的营养需求

## 一、儿童、青少年健身人群的营养需求

### 1. 儿童、青少年的生理及运动特点

儿童、青少年骨骼处于生长的旺盛期,随着年龄的增长,骨骼的无机盐增多、水分减少,坚固性增强,韧性减低。儿童、青少年的肌肉中水分多,蛋白质、脂肪、无机盐含量少,肌肉细嫩,收缩机能较弱,耐力差,易疲劳。儿童、青少年的心脏发育不够完全,重量和容积均小于成年人,神经调节也不够完善,心肌收缩力差,心脏泵血力小,但心率较快;儿童、青少年的血管壁弹性好,血管口径相对较大,外周阻力小,血压偏低。因此,在运动中一定要掌握好负荷量,不宜过大,尽量减少憋气、紧张性和静力性的练习动作,以免心脏过度疲劳。儿童、青少年胸廓狭小,呼吸肌较弱,呼吸表浅,呼吸频率快;儿童、青少年的肺活量小,肺通气功能差,最大摄氧量与负氧债能力较低,运动时主要靠加快呼吸频率增加肺通气量。因此,儿童、青少年的无氧能力和有氧能力均较成人低,不宜过多地进行长时间、大强度的运动。

儿童、青少年的大脑机能有显著的发展,脑神经细胞的分化机能有较大的提高,周围

神经系统的传导机能在 9—10 岁时开始完善。与神经系统关系紧密的视、听器官,以及灵敏、协调、反应能力均已充分发展,具备了掌握比较复杂技术动作的条件。

由于儿童、青少年生理机能的特点,运动能力与成年运动员相比有较大差距。随着年龄的增长和青春期的到来,以上机能均能得到不同程度的改善,运动能力也有所提高。

**2. 儿童、青少年的能量代谢及营养要求**

儿童、青少年处于生长发育期,物质代谢旺盛,并且合成代谢大于分解代谢。不同性别、不同个体及不同年龄阶段,生长发育速度和持续时间都存在着较大的差异,所需营养素也多有不同。

体育运动是青少年喜好的内容之一,也是增强人体功能的有效手段。营养是构成机体组织的物质基础及供给身体活动的能量,是人们从事体育活动的基础。营养和体育运动都是维持和促进健康的重要手段。如果只注意营养而缺乏体育运动,会使人体肌肉松弛,肥胖无力,功能减弱;反之,只进行体育运动而缺乏必要的营养,则体内消耗的能量物质得不到应有的补偿,也会引起功能减退,影响发育和健康。

**3. 儿童、青少年健身锻炼的膳食营养安排**

(1) 进食时间要与运动时间相适应

食物一般在进餐后 3～4 小时从胃内排空。因此,在进餐后 2 个多小时开始运动比较适宜。运动开始过早,胃中还存有许多食物,在运动中容易引起腹痛、恶心或呕吐等情况;运动开始过晚,运动中会出现血糖降低,影响运动的持久性。由于在运动时体内的血液重新分配,胃肠道的血液相对减少,因此,在运动结束后不要立即进食。应在 1 小时后进食,至少在运动减少后 30 分钟。

(2) 食物分配合理,安排好一日三餐

参加锻炼的儿童、青少年一日三餐的食物分配要合理,养成良好的饮食习惯,一日三餐合理搭配,定时定量,不挑食不偏食。营养丰富的早餐可为儿童、青少年提供体格和智力发育所需的能量和各种营养素,不吃早餐或早餐质量不佳不仅影响儿童、青少年的营养状况及健康,还会影响他们的学习成绩。早餐是一天能量和营养素的重要来源。一个合理、平衡的早餐应该既含蛋白质、脂肪,又含有糖类,三者比例恰当,才有利于肌体的吸收利用。午餐和晚餐应包含中国居民平衡膳食宝塔中的食物(谷类、蔬菜水果、畜禽肉类、奶制品等)。午餐既要补充上午的能量消耗,又要为下午消耗储备能量,在一天中最为重要,不但要吃饱,更要吃好。晚餐不宜吃得太饱,不宜多吃脂肪和蛋白质丰富的食物,以及有刺激性的食物,以免影响睡眠。饮食宜清淡,不要酗酒。早餐应占全日总能量的 25%～30%,午餐占 30%～40%,晚餐占 30%～40%。

(3) 饮食多样化,注重荤素搭配

按营养学要求,儿童、青少年一日的膳食应该有主食、副食,有荤、有素,尽量做到多样化。合理的主食,除米饭之外,还应吃面粉制品,如面条、馒头、包子、饺子、馄饨等。根据营养学家建议,在主食中可掺食玉米、小米、荞麦、高粱米、甘薯等杂粮。早餐除吃面粉类点心外,还要坚持饮牛奶或豆浆。儿童、青少年每天必需的各类食物,如粮食300~500克,肉、禽类100~200克,豆制品50~100克,蛋50~100克,蔬菜350~500克。在食物选择上,要注意谷类食物和豆类食物的搭配,发挥蛋白质的互补作用;同时,适当增加动物性食物如肉、蛋、奶的摄入,多食用豆制品;新鲜蔬菜、水果的摄入可以补充机体运动时无机盐和维生素的丢失。注意酸碱性食物的搭配,烹调时尽量保留食物的营养成分,并要注意食物的色、香、味以增进食欲。其他还应多吃坚果类食物和海带、紫菜等海产品,以及香菇、木耳等菌类食物。儿童、青少年对钙的需求较多,应多吃些虾皮、糖醋排骨、油煎小鱼(鱼骨可食)、骨头汤等,通过饮食补充儿童、青少年骨骼成长需要的钙。

## 二、中老年健身人群的营养需求

人类的衰老是一个不可逆转的过程,这个过程受多种因素的影响及制约,出现加速或者减缓的倾向。联合国世界卫生组织经过对全球人体素质和平均寿命进行测定,对年龄的划分标准做出了新的规定。该规定将人的一生分为五个年龄段:44岁以下为青年人,45—59岁为中年人,60—74岁为年轻的老人,75—89岁为老年人,90岁以上为长寿老年人。在中国按年龄划分为四个年龄组,即青年组(29岁以下),中青年组(30—39岁),中年组(40—49岁)和中老年组(50岁以上)。中老年人的营养需求与青壮年有其共同点,也有其特殊性,中老年这一阶段包括了几十岁的年龄跨度,个体差异比其他年龄段的人更为显著。

### 1. 中老年人的生理特点

（1）身体成分及代谢功能改变

人体组成成分随衰老而发生缓慢变化。人体的主要成分有水、无机盐、蛋白质和脂肪,前三项随年龄的增长而减少,脂肪随年龄的增长而增加,脂肪在体内分布也在改变,更多地分布在腹部及内脏器官周围。细胞数量下降:突出表现为肌肉组织的重量减少而出现肌肉萎缩。身体水分减少:主要为细胞内液减少,影响体温调节,降低老年人对环境温度改变的适应能力。骨组织矿物质减少:尤其是钙减少,中老年人骨的无机盐含量下降,导致骨密度降低。

老年人基础代谢降低,加之老年人体力活动量减少,结果是能量消耗减少。合成代谢降低,分解代谢增高,合成与分解失去平衡,引起细胞功能下降。蛋白质的合成与分解速率明显低于年轻人。对脂类代谢的能力也发生改变,尤以在合成、降解与排泄的能力方面。

（2）器官功能的改变

消化系统功能改变，如牙齿松动、脱落，会影响食物咀嚼。舌上味蕾减少，使老年人味觉明显减退，对甜、咸味都不敏感。老年人胃酸分泌不足，各种消化酶活性下降，影响对食物的水解及消化，导致各种营养素的吸收率降低。肠蠕动缓慢，易患便秘，同时增加了有害物质在肠内停留时间。由于老年人心肌细胞内有脂褐质集聚，胶原和纤维增多等导致心肌细胞功能减退，心率减慢，心排血量减少，不能承担过重的体力活动，又因血管硬化，老年人易患高血压，老年人群高血压的患病率远高于其他年龄段人群。老年人眼球晶体弹性降低，眼周肌肉的调节能力减弱，视力减退，易患白内障、青光眼等眼疾。神经系统功能改变：老年人记忆力、听力下降。由于反应能力降低，肢体动作不到位等，老年人易发生意外伤害。免疫系统功能改变：随着年龄的增长，老年人的免疫功能逐渐降低，这会导致对外界的刺激、伤害的应变能力下降，对各种疾病更为敏感，整个机体的协调作用和对环境变化适应能力也会减退。脑、肾和肝脏功能及代谢能力改变：均随年龄增长而有不同程度的下降。脑细胞及肾细胞数量大为减少，肾单位再生力下降，肾小球滤过率降低，糖耐量下降。

**2. 老年人运动锻炼的物质代谢特点与营养**

（1）运动锻炼前的营养准备

运动前，膳食不可过量，食物要易于消化，不适宜吃较干硬的食物，应将饭菜煮软，多喝些营养粥或者素汤。增加体内水和糖的储备，防止运动中脱水，促进运动中热量的散发；防止运动性低血糖的发生。运动前可以饮用100～120毫升矿物质或果质饮料。

（2）运动锻炼中的物质代谢特点及营养

老年人的运动锻炼形式多为有氧运动，运动强度不大，一般为中小强度。以糖和脂肪分解代谢供能。运动中，可根据需要补充一些饮料，可间隔15～20分钟饮用含糖饮料100～120毫升，以补充水和糖，防止脱水。

（3）运动锻炼后的物质代谢特点及营养

运动后应及时补水，有利于运动中代谢废物的排出。注意供给优质蛋白，保证老年人身体恢复的和肌肉力量的保持。

运动后膳食，提倡杂食，多吃蔬菜和水果，除供给维生素和无机盐外，其中纤维素和果胶能促进肠蠕动，可防止便秘。

**3. 老年人的合理膳食营养安排**

《中国膳食居民指南》中关于老年人的膳食指南特别强调：食物要粗细搭配，易于消化；积极参加适度的体力活动，保持能量平衡。老年人的合理膳食原则包括"四多五少"，即多饮水，多食用粗粮，多吃蔬菜，多吃水果；少吃能量高、油脂、盐、糖的食物和少饮酒。

（1）饮食多样化

营养全面,品种多样,使不同的食物所含的营养成分能相互补充,发挥更大的生物效用。例如,鱼、肉、乳、蛋是优质蛋白的来源,但它们是含胆固醇高的食物,对心血管不利,应多食用豆制蛋白、低碳水化合物食品。此外,还要注意酸碱性食物的多样化选择。

（2）食物要粗细搭配

适量吃一些含纤维素的食品,粗杂粮包括全麦面、小米、荞麦、燕麦等。它们比精粮含有更多的维生素、矿物质和膳食纤维,可预防便秘。

（3）适量食用动物性食品

禽肉和鱼类的脂肪含量较低,较易消化,适合老年人食用。

（4）积极参加适度体力活动,保持能量平衡

随着年龄的增长,老年人的骨骼、肌肉,以及消化、心血管等系统功能逐渐衰退,参加适度的体力活动,可延缓老年人体力、智力和各器官功能的衰退。

（5）饮食要清淡、少盐

烹调加工要适合老年人的需要,应易于咀嚼、消化,做到色、香、味俱全,促进食欲。在加工过程中,应注意维生素的保存。老年人膳食应以清淡、可口为准则。不要吃过咸、口味过重的食物,以避免诱发高血压。

## 三、孕期及哺乳期女性的营养需求

孕期及哺乳期是女性一生中的重要时刻,随着人们健康观念的转变,越来越多的人意识到这一阶段合理的营养和科学的健身锻炼对孕妇及胎儿的重要影响。孕妇和哺乳期女性均是需要加强营养的特殊人群,因为胎儿生长发育所需的各种营养素均来自母体,孕妇本身也需要为分娩及分泌乳汁储备一定的营养素,从某种程度上来讲,孕妇和哺乳期女性的营养状况决定着胎儿的身体素质及智力水平,因此,研究孕妇、哺乳期女性的营养状况对优生优育有着直接的关系。

### 1. 孕期的生理及运动特点

妊娠是一个复杂的生理过程,妊娠女子体内的激素发生变化,物质代谢随之受到影响,孕期营养与母子双方健康之间存在密切的关系。需要合理营养和平衡膳食,营养不良的孕妇往往会导致新生儿的体重低于正常标准,使得新生儿的死亡率增高,还会导致胎儿畸形、大脑发育不良和智力低下。在孕后期,胎儿的大脑会发生急剧的变化。在此期间营养摄入不足或有其他干扰因素,都不利于胎儿神经系统的正常发育。整个妊娠期一般分为孕早期（怀孕 1～3 个月）、孕中期（怀孕 4～6 个月）、孕后期（怀孕 7～9 个月）三个阶段,最终一个体重为 3～4 千克的胎儿发育形成。

孕期女性在营养生理上发生了如下的变化:母体基础代谢升高,妊娠后半期每天约增加 150 千卡路里的消耗;消化系统对营养素的需求增加;肾小球的滤过功能增强,只有

钙在尿中的排出量减少;血容量及血流动力学变化。妊娠 10 周左右血容量开始增加,至妊娠中期增加最快,妊娠 32～34 周达高峰,血浆总容量增加约 50%,但红细胞只增加20%;体重增加。孕期体重增长平均为 11 千克,其中 7 千克水分,3 千克脂肪和 1 千克蛋白质。

孕妇的运动特点:怀孕 4～7 个月是最适合运动的时期。孕早期,胚胎没有稳定,运动不当将导致流产;孕晚期,因为胎儿已经长得较大了,运动有可能导致早产。在妊娠期进行运动时,若发现阴道流出水样物或血,同时伴有下腹疼痛,应立即停止运动,并去医院检查。孕期运动一般运动强度小,运动时间短,能量消耗低。运动形式包括步行、体操等。

**2. 哺乳期的生理及运动特点**

哺乳期女性的生理特点主要表现为基础代谢率增高,比未哺乳女性高 20%,随着婴儿的生长发育,哺乳量逐渐增加,为了保证分泌优质的乳汁,哺乳期女性对各种营养物质的需求均相应地增加。

哺乳期女性的运动特点:哺乳期女性进行适宜的运动有利于身体的康复和形体的恢复。自然生产后 4 周内,剖宫产 5 周内,不宜做大负荷运动。这一阶段运动的特点是运动强度小,运动量也不大,以各种形式的产后体操为主。自然生产后 4 周后,剖宫产 5 周后可适当增加运动负荷,进行适当的室外活动,轻缓、柔和的运动,以及一些家务活等。分娩三个月以后,产妇可加大运动负荷以增强体力,如打乒乓球、游泳、慢跑等。

**3. 妊娠期及哺乳期的合理膳食营养要求**

孕妇在妊娠期间除了维持自身健康所需要的营养素外,还要供给胎儿生长发育所需的一切营养物质,同时还为分娩和母乳喂养做准备,因此对营养素的需求大大增加。

(1) 孕早期

孕期前三个月是胎儿细胞分化、器官形成的时期,脑和神经系统的发育尤为迅速。需要注意的是,怀孕早期也是母体内发生各项适应性生理变化的时期,孕妇常出现偏食、恶心、呕吐、食欲不振等反应,故饮食应少油腻,以清淡为主,多吃易消化的食物,增加鱼类、虾类、紫菜、海带等海产品的摄入,既可以为胎儿神经系统的发育提供充足的蛋白质,还可以提供足量的碘。孕妇还应该多补充叶酸,因为叶酸可以促进核酸及部分氨基酸代谢,与细胞分裂密切相关,若孕妇缺乏叶酸,容易导致胎儿出现神经管畸形。

(2) 孕中后期

从第四个月开始,孕妇体重迅速增长,孕期反应逐渐消失,母体开始储存脂肪和蛋白质,因此需要全面增加各种营养素和能量的摄入。根据《中国居民膳食指南》的要求,孕中期每日增加 200 卡路里能量摄入,怀孕 4～6 个月时每日增加 15 克蛋白质摄入,怀孕7～9 个月时每日增加 25 克蛋白质摄入,钙摄入增加至 1 500 毫克,铁增加至 28 毫克,其他营养素,如碘、锌、维生素 A、C、D、E、B$_1$、B$_2$ 等也都相应增加。膳食中应增加蛋、奶、肉等富含优质蛋白质的动物型食物,以及富含无机盐和维生素的蔬菜、水果等。这些蔬果还富含丰富的膳食纤维,能够促进肠胃蠕动,防止便秘。

(3)哺乳期

乳汁是 6 个月以内婴儿的主要食物来源,因此乳汁质量的好坏对婴儿的生长发育有着至关重要的作用。哺乳期女性需要摄入足够的能量。为了保证乳汁能够正常分泌,哺乳期女性需要增加蛋、奶、肉及海产品的摄入,尽量选择一些易消化、补养气血的食物,同时还需要增加含钙食物的摄入。建议每日钙摄入量为 1 500 毫克,例如牛奶,若每日饮用 500 毫升牛奶,即可摄入 570 毫克左右的钙。除此以外,哺乳期女性还应该多补充水产品或海产品,因为海产品中富含锌、碘,多吃海产品对婴儿的大脑发育有益。需要注意的是,哺乳期女性要避免两个极端,一是营养不良,二是营养过剩。

# 第十三章

# 不同类型特殊人群的水中运动

## 第一节　特殊人群的水中运动

由于人体在水中的相对受力较小,因此水中运动对在运动上有困难的人来说是一种非常温和的、低强度的有氧运动。一些陆上运动,如跑步、球类运动等,人体的膝关节和腿部都要承受自身2倍以上的重量。由于水的浮力作用,在水中人体受到的重力影响就很小。因此,水中运动相比于一些陆上运动来说,既可以锻炼肌肉的耐力与力量,同时还可以借助浮力减轻关节的负担。人体受到水的保护作用,应力降低,身体各部位关节肌肉相对不容易受到损伤。这使得水中运动适合体重超重、膝关节损伤、关节炎人群及老年人和儿童进行练习。

需要注意的是,尽管水中运动是最安全的运动方法之一,但运动者也应了解其中可能存在的隐患。所有运动者都应事先咨询专业人士,以了解自身是否适合参与水中运动。每个运动者在进行水中运动前,都应获得医生的许可,并将自身健康情况与水中运动的指导教练进行沟通,最大程度降低在练习过程中可能会出现的各种安全问题。

如果运动者在任何运动过程中感到身体不适或者肌肉关节疼痛,要在第一时间告知教练,教练应建议其停止运动,采取原地慢走或者休息。在练习的过程中,教练也要随时注意观察运动者是否有出现不适合或过度劳累的迹象。常见的迹象包括头晕恶心,呼吸困难,脸色通红,大量出汗,步态失调,关节疼痛等。

## 第二节　肥胖者的水中运动

### 一、肥胖和超重的危害及控制

#### 1. 肥胖和超重的危害

按照世界卫生组织定义,超重和肥胖是指可损害健康的异常或过量脂肪累积。身体质量指数(Body Mass Index,BMI)是身高和体重的简便指数,通常用于衡量成人胖瘦程度以及是否健康。其定义为体重(单位:千克)除以身高的平方(单位:平方米)。通常,身体质量指数在18.5～24.9视为正常体重,25～29.9是超重,超过30则属于肥胖。世界卫生组织推荐的亚太地区成年人身体质量指数的分级标准为:正常,18.5～22.9;超重,23～24.9;Ⅰ度肥胖,25～29.9;Ⅱ度肥胖,＞30。对于儿童、青少年而言,在对超重和肥胖做出定义时需考虑年龄因素。按照世界卫生组织的统计,全球约有19亿成年人超重,其中超过6.5亿人肥胖。2016年,超过3.4亿名5—19岁儿童和青少年超重或肥胖。2019年,3 800万名5岁以下儿童超重或肥胖。其中,中国和美国是全世界肥胖人数最多的国家。

超重和肥胖是包括Ⅱ型糖尿病、高血压、冠心病、中风、痴呆症和癌症等在内的若干慢性病的主要风险因素。此外,研究明确揭示,肥胖会增加11种癌症的发生风险,包括乳腺癌、卵巢癌、子宫内膜癌、食管腺癌、贲门癌、胆道癌、肾癌、胰腺癌、结肠癌、直肠癌和多发性骨髓瘤。儿童、青少年时期肥胖会使成年期肥胖、过早死亡和残疾出现的概率更大。但是,除了未来风险升高之外,肥胖儿童、青少年还会经历呼吸困难、骨折风险升高、高血压、心血管疾病的早期征兆、胰岛素耐受及心理影响。

**2. 关于体重控制的谬误**

随着人们对于健康和身材的要求越来越高,关于减肥瘦身、体重控制的相关行业也在不断壮大。但一些减肥瘦身的产品和方法被过度包装,其实质通常都是瘦体组织或身体水分的减少,并不能达到好的效果,应用不当反而会对人们产生严重的误导,危害身体健康。对于减肥瘦身和体重控制,唯一行之有效的方法就是改变生活方式,具体来说就是改变不健康的饮食习惯和增加身体运动。对于减肥瘦身存在的谬误有以下五点。

第一,禁食。严格限制热量摄入的饮食计划必须在直接的医疗监督下进行。禁食会导致大量的水分、矿物质的流失,而脂肪的流失却很少。长时间的禁食可能导致头晕目眩、痛风、神经衰弱、肾损伤、脱发、肌肉痉挛、体能降低、情绪紊乱,甚至死亡。大多数通过禁食或食用极低热量食物来减肥的人,体重往往会部分反弹或完全反弹。

第二,局部瘦身。在运动的过程中,不存在优先的脂肪损失,也就是说,不可能只在身体的特定部位减掉脂肪。身体特定部位的运动可以增强该部位的肌肉力量,但对脂肪消耗没有效果。运动过程中燃烧的脂肪来自身体的各个部位,这是由基因决定的。

第三,桑拿和蒸汽浴。桑拿浴和蒸汽浴是通过加热排汗来达到减肥的效果。因为只有水的重量减轻,所以当通过饮用液体而恢复时,体重就会迅速反弹。桑拿和蒸汽浴对老年人和患有糖尿病、心脏病或高血压的人来说可能是危险的。这一风险也会随着酒精、药物和某些药物的使用而增加。

第四,减肥药物。大多数非处方减肥药内含有苯丙醇胺(PPA),暂时服用减肥药会明显降低食欲。但一般情况下,当停止服用减肥药时,任何减肥效果都会迅速消失。在此过程中,除了可能产生对药物产生依赖性的危险外,含有PPA的减肥药还会存在一些潜在的风险,如血压急剧升高和心脏异常的情况。

第五,无孔的运动服及振动带。通过穿戴塑料或橡胶化的衣服流汗可以产生暂时性的减肥效果。然而,这也只是身体水分的消耗,体重很快就会反弹。运动时穿这种衣服会增加脱水和过热受伤的风险。振动带以及其他被动的机械设备,如电动拉伸器和自行车,并不会起到健身效果或者让体重下降。使用振动带甚至可能会对腹部造成一些伤害,尤其是孕妇和经期妇女。

**3. 体重控制方式**

安全、科学的肥胖控制方式,一般分为饮食控制、运动控制以及饮食运动相结合三种方式。控制饮食本身就会导致体重减少,即使每天的热量限制是相当适度的。在不影响身体健康状况的前提下,适当地进行饮食的安排和控制,例如,早餐营养丰富,午餐多摄入蔬菜、适量的肉和部分主食,晚餐以蔬菜为主,少吃肉和主食。如此循序渐进,合理的控制饮食,以达到减肥的目的。但大多数人在饮食控制的过程中会选择大量限制热量的摄入。短时间内效果明显,但从长远来看,体重通常会因为一些原因而反弹。首先,长时间保持低热量饮食是非常困难的,而且也是不健康的。长此以往会让身体缺乏必要的营养,一旦恢复正常饮食,体重很快就会恢复。其次,节食过程中的能量转换问题。人体消耗至少三分之二的能量在基础新陈代谢上,包括维持生命的心跳,呼吸,神经和肌肉的冲动,细胞的代谢交流,等等,其余的用于体育运动,如果还有多余的能量,则储存为脂肪。最后,由于节食者经常感到精神不济和身体疲倦,他们会减少身体活动,从而导致这个过程的能量输出端更低。

在运动控制上,人体通过运动本身也能够减肥。人体按照一定的时长和频率进行运动,如果食物的摄入量保持不变,这种适度的锻炼会导致体重的减轻。目前,最好的减肥运动莫过于有氧运动和耐力运动。常见的方法包括:增加体育运动消耗,增加基础代谢率,以及减少和控制食量。运动能够增加骨骼强度和肌肉密度,改变体脂率。通过增加运动消耗,不仅可以燃烧更多的卡路里,而且在运动之后的几个小时内能量仍在继续消耗。而有氧运动能够加速脂肪的释放,增加基础代谢率,并且有氧运动已被证明会轻微地抑制食欲。

通过饮食与运动相结合的方式,每天减少热量摄入,每周有规律地进行运动,系统地加入一些有氧运动,能够有效促进脂肪燃烧,帮助降低体重。除此之外,节食和运动相结合的方式还能增加减肥的灵活性,消除因食物的匮乏而带来的持续饥饿和心理压力。饮食习惯和身体活动的改变有助于控制体重,最终达到减肥的目的。

## 二、肥胖者水中运动的益处

肥胖和超重是由多种因素导致的。根据有无引起肥胖的原发疾病,可将肥胖分为单纯性肥胖和继发性肥胖。除遗传和内分泌因素外，单纯性肥胖和超重的根本原因是由于摄入卡路里与消耗卡路里之间的能量不平衡导致的。就全球范围而言，持续摄入富含脂肪和糖的高能量食品，越来越多的以久坐的工作形式，交通方式的变化，以及城市化加剧导致的体力活动下降，是导致肥胖和超重的主要原因。研究表明，运动配合科学饮食，是改善体重最有效和安全的方法。

2020 年最新版世界卫生组织身体活动指南建议，有氧运动和力量训练配合可获得最佳健康促进效果。有氧运动是目前主要的减肥运动方式。然而，传统的运动模式（快走和跑步等）增加了肥胖患者肌肉骨骼损伤和疼痛的风险，从而降低了肥胖者坚持锻炼的习惯。为了避免这样的肌肉骨骼并发症，美国运动和医学学会建议超重和肥胖患者使用非负重运动，这些运动已被证明可以降低肥胖青少年的自感用力度。从生理学的角度出发，由于水的浮力和阻力等特性，降低了陆上运动时易受伤的风险，同时提供了一个融合有氧运动和力量训练的更合适的运动方案。

研究表明，水中运动对于改善肥胖和超重的身体成分、心血管机能、有氧能力等均有显著改善和促进效果。Greene 等首次对比了水中和陆上跑步机运动对肥胖和超重成年人的身体素质、体重和身体成分的影响。研究结果表明，水中和陆上运动训练均可显著改善超重和肥胖个体的最大摄氧量和身体成分。此外，水中运动对于增加下肢瘦体重也具有潜在的优势。类似的研究结果在青少年和老年个体中也得到同样的验证。国内研究者王萌以中年女性为研究对象，对比了水中和陆上有氧健身操对身体成分和维度的影响。结果表明，与陆上有氧健身操相比，水中运动对身体维度（腰围、臀围等）的改善更为明显。武汉体育学院林璐以肥胖青年为研究对象，综合比较了水中有氧健身操和陆上有氧健身操对体重指标、身体素质和身体机能指标。研究发现，通过三个月饮食和运动结合的运动模式，水中健身操在降低体脂、腰臀比、BMI，以及内脏脂肪面积等方面的效果显著高于陆上有氧健身操运动。此外，相比陆上有氧健身操，水中有氧健身操在提高肺活量、最大手臂力量、50 米跑步速度方面的效果更为显著。

综上所述，水中运动为肥胖和超重人群提供了一种更安全的运动方式，其改善体脂和提高身体机能的效果类似或优于陆上运动获得的益处。

## 三、肥胖者水中运动的练习形式及注意事项

水中运动是肥胖练习者的理想选择，肥胖者在水中练习中，需要改进和避免因体重原因导致的局部受力过大的问题，还应注意可能出现的在治疗过程中使用的药物与所患疾病，如糖尿病、高胆固醇、高水平的低胆固醇、高风险的糖尿病和高血压。

对于肥胖者的水中运动应侧重降低体脂率，帮助身体燃烧脂肪。在安全的情况下，增加心肺耐力、肌肉、力量和柔韧性。但肥胖者由于关节运动受限，增加身体灵活性是

很难的。需要注意的是,肥胖者更容易患上肌肉骨骼系统疾病,在过度运动的状态下容易频繁排尿。在运动时,对心血管供血能力的需求更高。教练在练习内容的安排上应遵循强度小、持续时间长的特点,在肥胖者出现过度疲劳时,应立即进行调整,降低强度。

在练习形式上,以有氧运动为主,增加放松的持续时间,以缓解肥胖者的疲劳症状。对于有氧运动的延长时间,可以依情况考虑。在游泳池浅水区行走,尤其是水中慢跑或水中有氧运动等跳跃项目是非常好的。教练凭借自身的指导经验,可以减小肥胖者因运动过度引发应力断裂或过度使用损伤的可能性。一般来说,肥胖者通常协调性和平衡性较差,在水中这些情况会有所缓解。教练在练习形式上应选择简单易行的练习动作。除此之外,肥胖者还存在因身体重量过重导致的肌无力,灵活性较差和一定程度的运动障碍等问题。教练在设计课程时,应将全面考虑上述问题。

## 四、水深与水温

水深越深,浮力就越大,游泳池深水区的浮力对于运动而言是一个很好的因素。因此深水运动是肥胖者的理想选择,任何冲击都能使运动持续很长时间。但深水移动也可能产生一些不良影响,如导致昏厥、失去对运动的控制和恐慌。如果不能在深水区进行,练习者应在游泳池中游或水深至腋下处进行锻炼。

如果游泳池的室温、水温或者空气湿度过高,则练习者将面临更高的出现热应激反应的风险。由于肥胖者的身体重量大,散发热量的难度更大,他们比体重正常的练习者更容易发生呼吸过度和呼吸困难的情况。较为合适肥胖者的平均水温为26℃～28℃。水温高于30℃容易引发热应激综合征。

## 五、参考练习计划

教练应根据肥胖者不同的身体状况,选择适合的水中运动和练习动作。本书以水中健身操和水中搏击为例,仅供参考。

**1. 准备活动**

陆上热身操:头部运动,扩胸运动,振臂运动,腰部运动,压腿运动(正压腿、侧压腿),活动手腕脚腕。以上运动每节4×8拍。

**2. 水中适应练习**

第一组动作:水中行走(向前、向后、横走)。

第二组动作:水中交叉跑(水中健身操)。

水中行走,向前、向后走2个来回,横向左右走2个来回。水中交叉跑4组4×8拍,动作步幅60～80厘米,每分钟30～40步。

**3. 水中搏击练习**

第一组动作：直拳练习。

第二组动作：摆拳练习。

第三组动作：前腿前踢练习。

第四组动作：后腿前踢练习。

第五组动作：屈膝练习。

水中搏击每组动作可根据情况调整次数，循环练习。练习时，由教练进行示范，然后教练在岸上领做，练习者在水中跟做，以加深印象。每完成一组动作原地放松休息，再进行下一组。

**4. 水中放松伸展**

原地踏步，调整呼吸；手臂扣紧向上并向左右方伸展，交替牵拉；双手扶在池边，腿部肌肉拉伸，先向前，再向后；双腿弯曲，双手抱起小腿向胸部拉伸。

每个拉伸动作保持 20～30 秒。拉伸时长 10 分钟。在进行放松伸展时，呼吸慢、深、均匀。动作到位准确且动作的幅度尽可能大。

# 第三节　关节炎症患者的水中运动

## 一、关节炎的危害

关节炎主要有两种类型：骨性关节炎和类风湿性关节炎。骨性关节炎是关节炎中最常见的，影响着全世界数百万人。2005 年至 2015 年，全球关节炎患病率增加了 32％，随着人口老龄化和肥胖率上升，患病率还会持续增加。当缓冲骨头末端的保护性软骨随着时间的推移而磨损时，就会出现相应病症。骨性关节炎的症状通常发展缓慢，随着时间的推移而恶化。骨性关节炎的体征和症状也包括疼痛、僵硬、肿胀、活动受限，以及不同程度的局部炎症等症状，是目前导致残疾的首要肌肉骨骼原因之一。类风湿关节炎是一种自身免疫性疾病，基本病理表现为滑膜炎、血管翳形成，早期主要累及四肢小关节，表现为关节疼痛、僵硬和肿胀，严重影响患者日常活动能力和生活质量。长期炎症过程会导致关节不可逆的破坏，最终导致残疾、能力丧失和死亡率增加。此外，类风湿性关节炎伴有系统性表现，最显著的是心血管疾病风险的增加。

## 二、水中运动对关节炎患者的益处

目前，两种形式的关节炎都没有任何已知的治愈方法。两种类型关节炎的治疗目标都是减轻疼痛、控制症状，并防止进一步关节破坏。运动对于没有关节受限个体的健康促进作用已经得到很好的证实,但是在关节炎患者中,存在许多争议。然而,在过去的20年里,运动作为关节炎患者药物治疗的辅助手段越来越受到重视。众多随机分组对照临床实验和基于这些实验的荟萃分析,明确表明运动训练可以有效维持和改善关节炎患者(包括骨性和类风湿性关节炎)的心肺健康和身体机能,同时改善关节炎症状并减少类风湿性关节炎系统性症状。此外,运动训练可以降低患者并发症的发病率,包括高血压、糖尿病、血脂异常和骨质疏松症等。因此,运动是改善骨关节炎疼痛和功能的核心疗法之一。

由于水的特性(阻力、浮力等),水中运动与陆上运动对人体的刺激有明显区别。尽管陆上训练对关节炎有一定的健康效应,但患者神经肌肉失调或缺乏控制可能会导致局部软骨超负荷。水中的独特环境减轻了负重关节的负荷。研究表明,与在陆地上行走相比,在水中的垂直地面反作用力峰值减少了63%～70%;在原地跑步期间,垂直地面反作用力降低了45%。使用逆动力学计算表明,当在齐胸高的水中行走时,关节力减少65%(膝关节)和62%(髋关节)。此外,由于全方位的阻力,也可激活更多的肌肉,促进更好的神经肌肉训练。最近,一项Cochrane更新综述(纳入13项随机分组对照临床实验)表明,水中运动对膝关节和髋关节骨性关节炎患者的疼痛、残疾和生活质量具有临床相关影响。此外这篇Cochrane综述还显示,水中运动仅具有轻微的副作用。根据以上研究成果,对于关节炎患者,水中运动已被强烈推荐为一项有效健康管理和治疗方案。

### 三、关节炎患者水中运动的练习形式及注意事项

关节炎患者的水中运动应着重增加患者可活动的运动范围,增加关节灵活性,降低疼痛,并进行有效的运动。运动可以提高关节炎患者的肌肉耐力和力量,以及他们的呼吸耐力。在水中运动过程中,水包裹了运动者在关节处的活动范围,这会使关节的应力最小化。

关节炎患者在水中运动的练习过程中,应避免任何会引起关节不适的运动,如弹跳类的动作。要特别注意的是,在没有医生允许的情况下,急性关节炎患者、情绪激动的运动者不应参加剧烈的活动。由于运动可能会导致水肿,因此关节区域受到的影响,应在水中被缓解。运动的强度和持续时间应循序渐进。关节炎患者在水中的运动时间应控制在两个小时以内。

关节炎患者的运动形式包括热身运动、伸展身体,以允许关节滑液进入关节并准备进行更多的运动。关节炎患者的运动范围极其重要,所有的运动都应尽量缓慢,并要连续与持续地进行。水中行走和深水运动是针对关节炎患者群体的有效项目。拉伸部分的时间应持续较久,在热身运动后进行。除此之外,练习中不应进行完全的伸展或弯曲

动作。尽管大多数运动都会集中使用身体中的大肌肉和主要关节,如手肘、膝盖、腰臀部等,但针对关节炎患者的练习应集中在直肌和小关节,如手指、手腕和脚踝等。

## 四、水深与水温

关节炎患者适合的水深应为至肩部左右,在水的浮力的作用下,可减少四肢关节的压力以及对关节的磨损。教练应让关节炎患者进入受影响较小的区域。

建议关节炎患者的练习的水温为31℃～33℃。

## 五、参考练习计划

教练应根据关节炎患者不同的身体状况,选择适合其进行的水中运动疗法。本书的参考练习计划以水中健身操为例。

### 1. 准备活动

陆上热身操:头部运动,扩胸运动,振臂运动,腰部运动,压腿运动(正压腿、侧压腿),活动手腕脚腕。以上运动每节4×8拍。

### 2. 水中适应练习

第一组动作:水中行走(向前、向后走)。

第二组动作:自由泳滑水运动。

水中行走,向前、向后走4个来回。自由泳滑水运动,左右交替滑水2组10次。

### 3. 水中健身操练习

第一组动作:水中跨步跑。

第二组动作:水中交叉跑。

第三组动作:团团圆圆。

第四组动作:大开大合。

第五组动作:马踏飞燕。

水中健身操每组动作4×8拍,重复4次。练习中动作由教练进行示范,然后教练在岸上领做,练习者在水中跟做,以加深印象。每完成一组动作原地放松休息,再进行下一组。

### 4. 水中放松伸展

原地踏步,调整呼吸;手臂扣紧向上并向左右方伸展,交替牵拉;双手扶在池边,腿部肌肉拉伸,先向前,再向后;双腿弯曲,双手抱起小腿向胸部拉伸。

每个拉伸动作保持20～30秒。拉伸时长为10分钟。在进行放松伸展时,呼吸慢、深、均匀。动作到位准确且动作的幅度尽可能大。

# 第四节　膝关节损伤患者的水中运动

## 一、水中运动对膝关节损伤患者的益处

膝关节由股骨下端、胫骨上端和髌骨构成，是人体最大、最复杂的关节。膝关节损伤是人体最常见的关节损伤之一。膝关节损伤临床上主要表现为膝关节疼痛、肿大变形、僵硬、压痛、骨摩擦音、活动受限等。由于水中运动的健康效应包括缓解疼痛、消除水肿、维护和增加关节活动度等，也可以改善平衡、协调能力和姿势控制能力等，因此大多数进行这一特殊的水中运动课程的练习者都是进行过膝关节手术或治疗过膝关节损伤或有膝关节软化症的患者。

膝关节没有球窝关节的固定结构，相反，它可以通过软组织结构（肌腱、韧带和半月板）来固定，膝盖骨（髌骨）靠在膝盖的正前方，并在下端的凹槽中滑动。膝关节软化是刺激软骨细胞表面问题的疾病。最常见的患者是女性，由于女性的骨盆比男性宽，发生髌骨外侧滑动的可能性更大。

练习者将在膝关节疼痛的情况下看到整体健康水平的提高。练习者还应能在不进行陆上运动的情况下锻炼受损的膝盖，并进行有成效的活动。研究表明，水中运动对于关节损伤或关节置换患者的活动度、肌肉力量和横截面积均有积极的作用。

## 二、膝关节损伤患者水中运动的练习形式及注意事项

膝关节损伤患者参与水中运动的目的是为了缓解疼痛，提高身体的舒适度，并改善身体主要组成部分的问题。需要注意的是，练习者膝关节弯曲度应限制在75°以下。任何角度弯曲过大和可能发生的高膝抬起，都有可能导致整个关节凹陷。教练应明确哪些是会引起膝关节的疼痛的动作，任何带强烈扭动的动作都应该被限制，这些在练习的过程中都应避免。

在运动形式上，有膝关节损伤的练习者应该去除跳跃与弹跳类的动作，以减轻膝盖的负担和压力。锻炼时应使用上中腰肌或四头肌，它们会涉及膝盖的张力。股四头肌、肌腱和小腿的无痛伸展对于保持局部疼痛很重要，能加强骨骼肌肉的支撑力量，改善血液循环。

## 三、水深和水温

练习者应尽量在深水区，因为这样可以更好地利用水的浮力。

除非膝关节问题需要接受特殊的康复治疗,理想的水温应为 26℃～29℃,可有效缓解类风湿性关节炎。

## 四、参考练习计划

教练应根据膝关节损伤患者不同的身体状况,选择适合其进行的水中运动。本书以水中瑜伽和布尔登科为例,仅供参考。

**1. 准备活动**

陆上热身操:头部运动,扩胸运动,振臂运动,腰部运动,压腿运动(正压腿、侧压腿),活动手腕脚腕。以上运动每节 4×8 拍。

**2. 水中适应练习**

第一组动作:水中行走(向前、向后走)。

第二组动作:自由泳滑水练习。

水中行走,向前、向后走 4 个来回。自由泳滑水运动,左右交替滑水 2 组 10 次。

**3. 水中瑜伽**

第一组动作:水中幻椅式。

第二组动作:水中战士第一式。

第三组动作:水中战士第二式。

第四组动作:水中战士第三式。

水中幻椅式,动作保持五个呼吸后放松还原。水中战士每一式动作保持均匀呼吸,坚持 15～20 秒后左右更换,循环练习 2 次。

**4. 布尔登科**

第一组动作:提膝运动。

第二组动作:深水踩浮力棒。

提膝运动 4 组 5 次,深水踩浮力棒左右各 4 组 6 次,每完成一组动作原地放松。使用浮力踏板进行练习。

**5. 水中放松伸展**

原地踏步,调整呼吸;手臂扣紧向上并向左右方伸展,交替牵拉;双手扶在池边,腿部肌肉拉伸,先向前,再向后。双腿弯曲,双手抱起小腿向胸部拉伸。

每个拉伸动作保持 20～30 秒。拉伸时长为 10 分钟。在进行放松伸展时,呼吸慢、深、均匀。动作到位准确且动作的幅度尽可能大。

## 第五节 腰背疼痛患者的水中运动

### 一、水中运动对腰背疼痛患者的益处

腰背疼痛一直是困扰中老年人群的一个顽固问题,其对于人体的危害是极大的。许多人因为腰背酸痛的原因无法正常生活和工作。近年来,越来越多的青年人也进入了腰背酸痛的队伍中,这无疑是一个危险的信号。

引起腰背疼痛的原因很多,例如疲劳过度,久坐,站立,运动量大,外伤风寒,还有可能是因为心脏、肾肺部疾病引起的。腰背疼痛的表现形式多样,如不良姿势,体重过重,缺乏主导力量、缺乏弹性,腿筋紧绷,腰背无力,腰背无力,髋关节紧绷,等等。水中运动被认为是最有利于腰背疼痛患者进行无障碍锻炼的方式之一。

对于腰背疼痛患者来说,定期进行水中运动锻炼的最大好处是帮助缓解和消除疼痛。除此之外,通过水中运动可以有效地改善身体健康、腰背和腿部肌肉和韧带的柔韧性,提高肌肉力量和增加心血管功能、呼吸耐力,以及减少脂肪摄入,减少身体脂肪的组成,提高身体的一致性,并避免腰部长出赘肉或腰椎凸出。让患者能够主动地纠正并保持良好的身体姿态,放松心情。

### 二、腰背疼痛缓解水中运动的练习形式及注意事项

背部有疾病的练习者不应试图做完全的弯曲或伸展手臂或腿。他们的膝盖和小腿应该总是稍微弯曲。缓冲垫可以帮助吸收一些冲击力并抓住池底,这有助于减轻任何压力引起的背部疼痛。这种紧握感也将有助于练习者获得平衡和立足点。在底部或甲板上滑动可能会使其失去平衡。

针对腰背疼痛患者的运动形式应包括特殊强化和灵活性练习。腹部加强练习,包括在体温变化时进行的等距收缩练习。用"保持腹肌,站直,记住动作,保持膝盖的轻弹性,抬起肋骨"等词来形容腹肌,很快就能帮助练习者进行练习。加强臀肌锻炼也是一种辅助手段。针对背、腿筋和髋屈肌的特殊拉伸锻炼是不合理的。应去除弹跳项目,水中行走或深水锻炼是理想的练习手段。手臂的锻炼应该在水中进行,而不是举过头顶,因为这样做会导致不稳定和腰部过度伸展。热身时间可以稍微延长。涉及横向弯曲、前倾和旋转的动作可以融合进行。弯曲和旋转不应该结合在一起,也不应该横向弯曲和旋转。

### 三、水深和水温

腰背疼痛患者进行水中运动应该在较深的水环境中,增加浮力,减少水的压力。

腰背疼痛患者水中运动的理想水温为 26℃～28℃。对于腰背疼痛较严重的患者来说,需要在低强度、低影响移动的情况下进行温水中的活动。

## 四、参考练习计划

教练应根据腰背疼痛患者身体的不同情况和症状,选择适合其进行的水中运动和练习动作。本书以水中健身操及格拉斯环为例,仅供参考。

**1. 准备活动**

陆上热身操:头部运动,扩胸运动,振臂运动,腰部运动,压腿运动(正压腿、侧压腿),活动手腕脚腕。以上运动每节 4×8 拍。

**2. 适应练习**

第一组动作:水中行走(向前、向后走)。

第二组动作:水中呼吸。

第三组动作:水中展体漂浮。

第四组动作:蛙泳划水。

水中行走,向前、向后走 2 个来回。水中呼吸 4 组 6 次。水中展体漂浮 4～6 次。蛙泳划水运动 2 组 10 次。

**3. 水中健身操**

第一组动作:弓箭步交叉跳。

第二组动作:马踏飞燕。

第三组动作:水中交叉跑。

水中健身操每组动作 4×8 拍,重复 2 次。练习中动作由教练进行示范,然后教练在岸上领做,练习者在水中跟做模仿动作,以加深印象。每完成一组动作原地放松休息,再进行下一组。

**4. 格拉斯环**

第一组动作:主干恢复。

第二组动作:侧向甩摆。

第三组动作:侧向甩摆。

第四组动作:阻力运动。

格拉斯环练习通过浮力器材辅助呈仰卧姿势在水中。教练要时刻观察练习者身体姿势是否紧绷状态,通过言语提示,让练习者放松。双手放在肩胛骨下方,做好准备动作后,开始进行练习。

# 第六节　老年人的水中运动

## 一、全球老龄化与面临的挑战

全球人口中 60 岁及以上的人数和比例正在增加。2019 年,全球 60 岁及以上的老龄人口数为 10 亿。到 2030 年,这一数字将增加到 14 亿,到 2050 年,这一数字将增加到 21 亿。这一增长正在以前所未有的速度发生,并将在未来几十年加速,特别是在发展中国家。我国第七次人口普查结果显示,60 岁及以上人口数为 26 402 万,占 18.7%,相比 2010 年上升 5.44 个百分点,其中 65 岁及以上人口数为 19 064 万,占 13.5%。上海的统计数据显示,60 岁及以上人口占 23.4%,其中 65 岁及以上人口占 16.3%,明显高出全国平均水平。目前四平街道(数据来源于《杨浦统计年鉴 2020》)60 岁及以上人口占比 28.1%（27 252 人）。以上数据表明,中国尤其是一线城市,老龄化趋势进一步加大,对社会和经济的发展带来了巨大挑战。健康不仅能够缓解老龄化带来的巨大社会压力,也是保障老年人福利的基础。

## 二、水中运动对老年人身体的益处

众所周知,人体会随着年龄的增长功能逐渐退化。人们普遍认为老年等于健康状况不佳,但我们不应该让年龄成为进行体育锻炼的阻碍。众多研究表明,运动干预可恢复和维持老年人的功能性独立,并可能预防、延迟或抵消衰老退行性过程。此外,老年人对肌肉收缩的控制及肌肉反应的快慢,是与控制运动的大脑细胞与运动中枢相关的。因此,定期进行系统的运动对老年人的反应速度、肌肉的灵活性等方面有着非常积极的促进作用。除此之外,在心理上也有积极的影响,包括增强自信心、幸福感和独立性,减少焦虑、紧张和孤立感。

流行病学数据表明,对于老年人来说,身体活动(运动)的益处还体现于以下方面:改善和降低全因死亡率、心血管疾病死亡率、新发高血压、新发位点特异性肿瘤、新发 II 型糖尿病、心理健康(焦虑和抑郁症状减少)、认知健康和睡眠、肥胖指数;有助于预防跌倒和跌倒相关伤害以及维持骨骼健康和减缓功能性能力的衰退。《2020 年世界卫生组织身体活动和久坐行为指南》强调,所有的老年人均应进行有规律的运动,包括每周至少 150 分钟中等强度有氧运动和至少 2 天的力量训练等,限制久坐的时间。

然而,由于老年人身体机能下降,在日常活动或进行陆上锻炼时,可能会有跌倒的风险,许多老年人会因为害怕跌倒受伤而限制了个体活动。此外,有些老年人也会出现骨骼关节受伤的情况。由于水中运动时跌倒受伤的风险很小，关节负荷也明显降低，因此水中运动提供了一种可以降低运动受伤风险的同时，给予个体心肺机能和力量的训练方案。最近，一项对比水中和陆上中高强度运动对老年人最大摄氧量影响的研究表明，相对强度相同的情况下，水中和陆上轮动都能改善老年个体的最大摄氧量水平，而且效果类似。与此类似，对比水中运动和陆上运动对老年个体肌肉力量、身体平衡能力和肌柔韧性影响的研究结果表明，两类运动对于改善上述指标均有显著作用。此外，研究还发现，与陆上运动相比，水中运动改善身体平衡和腹部肌肉力量的效果更为显著。综上所述，对于老年人尤其是身体机能较差的个体可以从水中运动中受益于较低的冲击力和摔倒的风险，而不会影响水中运动带来的健康促进。

### 三、老年人水中运动的练习形式及注意事项

老年人的水中运动是以提高身体健康为主，绝大多数针对老年人的运动项目都是为了改善心血管系统。研究证明，老年人在水中练习过程中，柔韧性、肌肉力量以及有氧能力都会得到提升。针对老年人的水中练习，教练要注意的是，心脏供养与心脏的起搏状态对老年人的健康非常重要。

老年人的水中运动应采用有氧运动的形式。在正式练习之前，需要进行大量的陆上和水中热身活动，避免对老年人的关节造成损伤，并将氧气及时输送到肌肉中。在水中运动练习中，教练需要根据其不同老年人的健康水平进行强度的调整。练习的动作应为缓慢且可控的，重复性的。练习的形式应着重于身体平衡及身体协调性。但要特别注意的是，过度重复的运动会导致特定的肌肉群的疲劳。教练需要在练习过程中，进行必要的平衡。

练习中选择老年人耳熟能详的音乐进行辅助，音量尽量较低，便于老年人在练习中能够听清楚教练的指令。教练也要根据实际情况，确定所有基本练习的安全性与可行性，并向老年人解释每项练习内容对身体的益处。主动避免在练习过程中可能出现的安全问题和特殊情况，这是水中运动非常重要的一部分。

### 四、水深与水温

刚开始进行水中运动的老年人一般建议其站在 1.2 米左右的浅水区位置。在经过一定时间的适应后，可以根据自身情况逐渐移动到更深的水位。练习中，教练应鼓励老年人在能够感到安全的池中心进行移动，平均水深保持在腋下到膈膜之间。

一般来说，老年人比年轻人和其他水中运动者更喜欢较为温暖的水。老年人进行水中运动的水温建议在 30℃。

### 五、参考练习计划

教练应根据老年人身体的不同情况和症状,选择适合其进行的水中运动和练习动作。本书以水中太极为例,仅供参考。

**1. 准备活动**

陆上热身操:头部运动,扩胸运动,振臂运动,腰部运动,压腿运动(正压腿、侧压腿),活动手腕脚腕。以上运动每节 4×8 拍。

**2. 适应练习**

第一组动作:水中行走(向前、向后走)。

第二组动作:蛙泳划水运动。

水中行走,向前、向后走 2 个来回。蛙泳划水运动 3 组 6 次。

**3. 水中太极练习**

第一组动作:起势。

第二组动作:水中左右野马分鬃。

第三组动作:水中揽雀尾。

第四组动作:水中左右穿梭。

第五组动作:十字手。

第六组动作:收势。

水中太极每组动作循环练习 2～3 次,先由教练进行示范,然后教练在岸上领做,练习者在水中跟做,以加深印象。每完成一组动作原地放松休息,再进行下一组。

**4. 水中放松伸展**

原地踏步,调整呼吸;双手扶在池边,腿部肌肉拉伸,先向前,再向后;双腿弯曲,双手抱起小腿向胸部拉伸;两脚打开与肩同宽,膝盖微弯,一手向上伸直横越头部向外伸展,另一手自然放在腹前,腰部向外弯曲伸展。

每个拉伸动作保持 20～30 秒。拉伸时长为 10 分钟。在进行放松伸展时,呼吸慢、深、均匀。动作到位准确且动作的幅度尽可能大。

# 第七节　孕妇的水中运动

## 一、水中运动对孕妇的益处

许多研究结果都考虑到了运动对孕妇和胎儿的影响。一般来说,健康的孕期女性很少受到适度运动的负面影响。相比于陆上运动,水中运动的优势在于,能够减轻身体各部位承担的压力,降低身体负担和受伤的概率。

总体来说,孕妇参与水中运动项目的益处是很多的,主要包括以下六点:

(1)一般性放松。放松身体,特别是背部和较低关节部位。

(2)促进身体循环。尤其是下肢的血液,通过运动会改善循环,也可以促进肠道功能的改善,并减少内皮细胞的静脉曲张。

(3)减轻疼痛。在浮力环境中,孕妇身体受力变弱,受到水的冲刷作用的保护,在陆地上容易发生的伤害在水中并不容易发生。

(4)改善平衡。孕妇在孕期常常感到身体笨拙,在水中运动时会感觉更安全。

(5)增加心血管的耐力。在运动过程中,氧气的吸入可以提供更多的能量,从而提高持续时间和耐力,为分娩过程提高身体素质。

(6)增加和维护肌肉强度。水中运动可以帮助矫正体位,改善腹部肌肉力量,减轻腰背的不适。

## 二、孕妇水中运动的练习形式及注意事项

在练习形式上,孕妇在进行水中运动前的运动形式不同于传统的有氧运动。整个运动过程应在柔软的地方或影响较小的地方完成。建议使用水中步行或水中运动类。在整个运动过程中,任何时候都不应该有弹跳的项目,重点在于保持一个良好的身体状态。

孕妇在进行水中运动之前,必须获得医生的书面批准。许多特殊的因素都应考虑到孕妇的水中运动中。例如,产前妇女会出现身体重心改变和体重增加,进而导致头晕与体位后凸的问题;孕妇还可能出现血液循环障碍、痉挛和低血压引发的不良妊娠反应;由于身体重量的增加,还会增加孕妇心脏、呼吸系统和关节的负担。

锻炼和怀孕都会给身体系统,包括肌肉、呼吸、循环、代谢系统等带来相同的压力,因此孕妇进行锻炼需要采取一些特殊预防措施。一些可能出现的迹象和症状,包括低血糖现象,如头晕、视线模糊、恶心呕吐等;心血管反应、肌肉骨骼损伤,如腰部、背部出现任何类型的疼痛;呼吸急促、呼吸困难;身体出现极端高温;等等。一旦发现这些现象,应立即停止运动。

## 三、水深与水温

对于孕妇来说,理想的水深是浅水区到腋窝的深度,或者允许的能够漂浮的深水区训练。水越深,身体受到的冲击和生物力学就越小。孕妇产前运动的水温宜为26℃～28℃。

### 四、参考练习计划

教练应根据孕妇不同的身体情况和症状,选择适合其进行的水中运动和练习动作。本书以水中瑜伽为例,仅供参考。

**1. 准备活动**

陆上热身操:头部运动,扩胸运动,振臂运动,腰部运动,压腿运动(正压腿、侧压腿),活动手腕脚腕。以上运动每节 4×8 拍。

**2. 适应练习**

第一组动作:水中行走(向前、向后走)。

第二组动作:蛙泳划水运动。

水中行走,向前、向后走 2 个来回。蛙泳划水运动 3 组 6 次。

**3. 水中瑜伽**

第一组动作:水中山式双臂向上伸展式。

第二组动作:水中幻椅式。

第三组动作:水中树式。

第四组动作:水中三角伸展式。

水中瑜伽每组动作保持 4～8 个呼吸后放松还原,循环练习。

**4. 水中放松伸展**

原地踏步,调整呼吸;手臂扣紧向上并向左右方伸展,交替牵拉;双手扶在池边,腿部肌肉拉伸,先向前,再向后。双腿弯曲,双手抱起小腿向胸部拉伸。

每个拉伸动作保持 20～30 秒。拉伸时长为 10 分钟。在进行放松伸展时,呼吸慢、深、均匀。动作到位准确且动作的幅度尽可能大。

# 第八节 儿童、青少年的水中运动

## 一、水中运动对儿童和青少年的益处

在儿童和青少年中,身体活动(运动)可以促进心肺机能、肌肉骨骼和心血管代谢(血压、血脂、葡萄糖和胰岛素抵抗)健康,改善心理健康(减少抑郁症),并且对认知机能(学业成绩、执行功能等)的发育和提高也有积极促进作用。研究表明,与不参加运动的儿童和青少年相比,经常进行体育运动的儿童和青少年往往具有更高的身体性能力,而参与强化发展课程的儿童和青少年在参加体育活动时更不容易受伤。美国物理治疗协会(American Physical Therapy Association,APTA)认为,缺乏体育活动的儿童、青少年更容易导致受伤。然而,长时间久坐则会对心肺机能、体重、肌肉力量和耐力、心理以及睡眠和社会行为带来负向影响。对于儿童、青少年而言,整体运动风险较低,而且健康效益大大超过风险。目前针对儿童、青少年的身体活动指南建议,一周中平均每天至少进行60分钟中等到剧烈强度的身体活动(以有氧运动为主)和至少3天以上进行剧烈强度的有氧运动及增强肌肉和骨骼的运动。

对于运动神经或神经肌肉损伤、脑瘫患儿,一些研究侧重于水中运动疗法的应用。一项分析显示,水中疗法对于运动神经或神经肌肉损伤患儿的功能和活动水平均有正向促进作用。相关的研究也显示,水中运动疗法有助于改善脑瘫患儿的粗大运动能力和水中运动能力,对患儿的生活质量和肌肉力量等方面也具有一定的积极效果。对于正常儿童和青少年而言,水中运动的乐趣也可以帮助其建立终身对体育运动的兴趣。

## 二、儿童和青少年水中运动的练习形式及注意事项

儿童和青少年的水中运动练习应强调非竞争性、参与性和娱乐性,以提升儿童的水中运动技能、协调性、灵活性和力量等基本的运动素质。儿童的水上运动练习的关键是提高趣味性。音乐、动作和游戏,都能在课程中激发孩子们的兴趣。需要注意的是,儿童的出汗能力稍有不足,因此,在饮水、空气湿度或气温较高的情况下,教练要注意避免高强度的运动。儿童身体缺乏无氧耐受力,因此不建议进行高强度的无氧运动。在练习过程中,还应对反应相对较慢、运动能力较差的儿童设计一些的特别的练习内容。避免其因知觉或运动协调困难而退出水中运动。

在运动形式上,与传统的水上有氧运动课程的运动形式相同。在练习过程中,内容设计应是多变的,保持儿童的学习兴趣,乐于享受有趣的挑战。有国外学者提出修改儿童的水中运动课程内容来锻炼他们的心智和身体,建议增加涉及感官(节奏、平衡)、情感(旨在处理感觉和身体反应的运动)、创造力(构思图像、思想、行动)、意象(工作中的故事讲述运动模式)和放松训练等水上练习项目。

## 三、水深和水温

儿童进行水上运动练习时,大多数游泳池水过深,即便是在浅水区大多也不适合儿童。因此,儿童的水中运动经常会受到泳池环境的限制。教练应选用儿童专用的泳池进行练习。

儿童的水上运动的水温应为25℃～29℃。

## 四、参考练习计划

教练可根据儿童的身体情况和特点,选择适合其进行的水中运动和练习动作。本书

的参考练习计划以水中健身操和水中游戏为例。

**1. 准备活动**

陆上热身操：头部运动，扩胸运动，振臂运动，腰部运动，压腿运动（正压腿、侧压腿），活动手腕脚腕。以上运动每节 4×8 拍。

**2. 适应练习**

第一组动作：水中行走（向前、向后走）。

第二组动作：自由泳划水运动。

水中行走，向前、向后走 2 个来回。自由泳划水运动，左右交替滑水 2 组 10 次。

**3. 水中健身操**

第一组动作：水中跨步跑。

第二组动作：原地后踢腿跑。

第三组动作：原地弓箭步交叉跳。

水中健身操每组动作 4×8 拍，重复 4 次。练习中动作由教练进行示范，然后教练在岸上领做，练习者在水中跟做，以加深印象。每完成一组动作原地放松休息，再进行下一组。

**4. 水中游戏**

游戏 1：传球接力。

教练将练习者分成人数相等的 2 个或多个队伍，纵向排列，左右间隔 2 米。教练发出口令后，每队第一名练习者持球，依次向后传球，队伍最后一名练习者接到球后，依次持球在水中跑至队伍第一名练习者前方位置，继续向后传球，最快完成者获胜。

游戏 2：水中钻圈。

教练将练习者分成人数相等的 2 个或多个队伍，纵向排列。根据队伍数量安排对应的练习者在水中举起呼啦圈，教练发出口令后，每个队伍的练习者在水中跑步到呼啦圈的位置，迅速钻过。每队第一名练习者完成后，第二名练习者出发。最快完成的队伍取得胜利。

传球接力和水中钻圈游戏可以提高儿童和青少年的水性，锻炼儿童和青少年的反应速度、协调性、灵敏性和团队协作精神。教练准备好水中游戏所需的球和呼啦圈，将游戏规则讲解清楚，在游戏过程中维持秩序，并保证练习者的安全。

**5. 水中放松伸展**

原地踏步，调整呼吸；手臂扣紧向上并向左右方伸展，交替牵拉；双手扶在池边，腿部肌肉拉伸，先向前，再向后。双腿弯曲，双手抱起小腿向胸部拉伸。

每个拉伸动作保持 20～30 秒。拉伸时长 10 分钟。在进行放松伸展时，呼吸慢、深、均匀。动作到位准确且动作的幅度尽可能大。

# 第十四章

# 实用安全与救护

## 第一节　水中安全常识

为了保证运动者的安全,在进行水中运动之前,除了要准备好运动场所的设备设施、场地器材及救生人员配备等工作外,水中运动者个人也应遵守和做到以下六点。

### 一、树立安全意识

水上活动会给水中运动者带来很多益处和乐趣,但水是有危险性的,俗话说:"水火无情"。水中运动时一定要切记"安全第一",不能麻痹大意,必须慎之又慎。做到有危险的地方不去,不安全的事不做。如发现安全隐患,应及时提醒他人并向场馆工作人员报告。

### 二、做好准备活动

水中运动者下水前,要做好热身活动,以增加热量,同时使颈、肩、腰、膝等关节部位和全身肌肉活动开,以免发生关节损伤和肌肉拉伤。救生员也要做好随时行动的准备,确保人身安全。

### 三、了解泳池深浅

水中运动者下水前,一定要了解泳池的深浅区域,尤其是初学者、儿童、青少年或第一次来泳池运动的人。值岗救生员对刚进泳池就去深水区的水中运动者要提个醒,对违反泳池有关规定者要及时劝阻,以确保安全。

### 四、重点群体的保护

水中运动是男女老少皆宜的活动,它给运动者带来乐趣。儿童参与水中运动要有成年人监护,老年人、体弱者和残障者要根据自身情况量力而行。女士,特别是孕妇更要重视自我保护。救生员要密切观察这些特殊群体,重点进行保护,确保安全。

### 五、避免危险动作和事故

为了保证水中运动者的安全,在水中活动时不要打闹,或故意用水泼他人,或把他人推入水中,或几个人抬一个人扔下水,等等。这些不良行为,极易导致受害者因紧张而呛水、碰伤,甚至发生溺水等意外事故。遇到此类情况时,要及时劝阻或警告,以确保泳池中每个活动者的安全。不要进行有危险的水中活动,如水下潜水、嬉闹等。泳池的水有深有浅,且有进出水口设施等。特别是在水中运动旺季,活动人数增多,如在水下潜游或嬉闹,不仅容易发生踩踏或撞伤事件,而且因耗氧量增大,容易引起缺氧甚至窒息。

### 六、循序渐进原则

在水中运动的过程中,如果活动强度过大,容易出现缺氧、头晕、恶心等不良症状。所以,运动时一定要循序渐进,不要勉强和逞能,如出现体力不支或身体不适,应立即停止运动,到泳池边调整休息。救生员对这类运动者要密切观察,及时采取防护措施。

## 第二节　水中运动常见伤害

### 一、肌肉痉挛

在水中活动时,由于肌肉受到刺激而突然发生的强直性收缩称为肌肉痉挛,也称为肌肉抽筋。肌肉痉挛大多是肌肉疲劳、冷水刺激、拉伸不充分、局部神经血管受压引起的。水中活动比较容易引起下肢肌肉痉挛,特别是大腿前后,小腿后侧在下水活动前要充分拉伸。在较热的环境中运动容易大量出汗,特别在炎热的气候下,会有大量的电解质流失。汗的主要成分是水和盐,而盐和肌肉收缩有关,流失过多的盐会使肌肉兴奋造成抽筋。如果陆上运动后进行游泳,要考虑肌肉的疲劳程度,并注意运动的强度和时间。

### 二、溺水

溺水是因为水进入呼吸道及肺中时引起窒息,造成心跳、呼吸骤停,直接危及生命。人在溺水时,肺部或胃部都充满水,无法进行呼吸,导致缺氧而死亡。但并非所有溺水者的肺部或胃部都充满水,因为溺水致死有两种情况,即干溺死亡和湿溺死亡。干溺就是人在溺水后,因喉头肌肉痉挛,气道闭塞,以致窒息死亡。湿溺,就是人在溺水后,大量水进入其肺部,以致窒息死亡。值得注意的是,溺水者经过急救苏醒后,看起来人有所好转,但仍然有恶化的可能,如出现口吐红色血沫、呼吸困难等症状,甚至在短时间内死亡,这种情况称为继发性溺水。因此,溺水者经过急救后苏醒,也不可掉以轻心,应送到医院进一步观察和治疗,以确保生命安全。

### 三、跳水引起的颈椎损伤

由于跳水前没有确认过水深或者跳水技术不成熟,跳水时没有站稳,头部和手臂的位置不正确,入水角度过大或入水时身体松懈等,这些都极易导致颈椎或脊髓的损伤。跳水后如果出现颈部疼痛的症状,应高度警惕颈椎或脊髓的损伤,如果发生损伤,伤者将会瞬间产生肢体麻木,呼吸肌麻痹,进而造成呼吸困难,甚至部分肢体完全失去感觉,发生休克或昏迷,并导致死亡。事故现场表现为入水后头部撞击池底,身体软弱无力或艰难地浮出水面,这时应该及时进行救援。

## 第三节　水中风险识别及救援

### 一、水中风险识别

一般来说,在水中遇到紧急危险的溺水者往往是会游泳的。但身体会因为抽筋、乏力、呛水等情况的出现而遇到危险。这些人往往有一些身体特征,如身体前倾、不断挥手或呼救。他们通常都是前倾的姿势,头部从眼角到下巴不断在水面上下摆动,手臂不断挥动,但腿几乎没有活动。

溺水者一般分为不会游泳或没有良好掌握良好游泳技术两种情况。因此,当他们遇到危险时会彻底陷入恐慌的情绪中。由于本能的溺水反应,溺水者既不能挥手也不能呼救,进一步增加了救援风险。

本能溺水反应的特征包括:溺水者的手臂不受控制地延伸到水上,或是被压下,试图将头部抬高到水面以上;溺水者会呛水,因为头部很难保持在水面上。当手臂和头部上下摆动时,会让溺水者给人一种正在水中玩耍的错觉,导致救生员或者附近的游泳者很难发现危险。

### 二、水中救援

救生员确定溺水者的位置后,必须设法保护他们的人身安全。接近或抛掷救援物是最安全的救援方式。然而,投掷救援物无法帮助到溺水的受害者,只能对尚有意识还在挣扎中的溺水者实施救援。

需要特别注意的是,只有专业的人员(游泳救生员)才能去救援尚在挣扎中的遇险者。未经过专业训练的游泳者盲目尝试水中救援,可能会造成双重溺水的严重后果。

**1. 入水救援**

对溺水者的基本情况进行快速判断,选择合适的方式进行救援。入水救援需要注意以下几点。首先,确保没有被拉到水里的危险。其次,使用救生杆进行援助时,保持杆的一侧在游泳池的边上,将其滑出放在溺水者伸出手臂的下方,要对准溺水者的腹部,而不是面部。如果进行涉水救援,在接触溺水者之前,为保持安全,应将自己的身体靠在岸边。

**2. 投掷救援**

投掷没有绳子的救生圈时,应将其对准溺水者的手臂,以方便其抓住。如果投掷成功,可以安全地游向溺水者,抓住救生圈往回游。在这个过程中,要保证溺水者无法抓住救生员。如果投掷失败,就必须游向溺水者,并将救生圈套在其身上。此时,可以将救生圈和溺水者拖到安全的地方,让溺水者抓住救生圈并适当踢动打水,或者等待进一步的救援。

当投掷绑着绳子的救生圈进行救援时,试着把它扔到溺水者身边,等溺水者抓住后,用绳子将其拉到岸边。救生员紧握绳子的另一端,注意不要将全部的绳子都扔出去。

任何漂浮和可抛的物品都可以使用,如打腿板、浮漂、背漂、救生圈等物品。目的是让物品落在水中并漂到溺水者的救生衣下。

# 第四节　水中自我救护

在水中发生紧急情况时,如何在没有他人施救的情况下通过自身努力解救自己,是自我救护的必备技能。掌握这项技术非常重要,可以延长时间等待他人施救。游泳时,遇到意外情况时需冷静、沉着,按照正确的自救方法进行自我救护,但若实在不行也不可硬撑,应大声呼救,以便及时获得救助。遇到险情时切莫慌张,应保持镇静,积极自救。

## 一、紧急呼救

进行水中运动时,如果遇到危险、身体不适等突发紧急情况时,需要及时通过紧急呼救或其他醒目的方式,呼唤救生员及周围人前来援救,然后再根据现场情况自救。如果因身体难受、体力不支等因素无法通过语言来呼救时,最好的呼救方式是放松身体仰卧在水面上,然后招手请求救援。在救援人员还未赶到时,要想方设法慢慢靠岸,等待施救。

## 二、呛水的预防

游泳时水从鼻腔或口腔进入呼吸道,影响了呼吸器官与外界进行气体交换而引起的咳嗽,称为呛水。游泳时应注意练习和掌握正确的水中呼吸动作。在水面上用嘴来呼吸,吸气结束后立即憋气,随后在水下用口鼻呼气,注意此时只呼气不吸气,尽量呼光。没有呼完的气在水面上换气前迅速呼出,紧接着再做吸气动作。

## 三、水上漂浮休息

在水中由于受伤、肌肉痉挛、体能下降等原因,不能继续进行运动,要及时进行水中自救,可以采用水上漂浮的方式进行休息,等待救援。

### 1. 仰卧漂浮休息

身体仰卧水面,向上伸展双臂,两腿向外分开。缓慢呼吸,并做短时的屏气。为了使身体重心平稳,可调整漂浮姿势,如果腿部向下沉,可将手臂露出水面。若仍然下沉,还可以通过慢慢地划手,来回调节身体平衡达到的最佳位置。

### 2. 身体垂直漂浮休息

与仰卧漂浮休息相比,身体垂直漂浮休息动作难度较大,肌肉容易疲劳。身体垂直漂浮休息的方法:头部出水面呼吸,将头部没入水中,双臂做 2～3 个小划水动作。身体放松,双臂上伸,两腿分开,在水中慢慢吐气,双臂下划,两腿蹬水,抬头出水吸气,而后再进入下一个周期动作。

## 四、肌肉痉挛自救

在水中运动的过程中,肌肉痉挛是经常遇到的突发状况。解救肌肉痉挛的有效办法,就是想方设法将肌肉拉长伸展,然后配合按摩让症状缓解。当身体肌肉出现痉挛时,由于肌肉发生强直性收缩,会产生剧痛,影响正常的动作节奏,使游泳者慌张,发生溺水事故。造成肌肉痉挛的原因有多种,如水温过低,下水前准备不充分,体力消耗等。肌肉痉挛的常见部位是手和脚、小腿和脚趾或是大腿。解除肌肉痉挛的方法一般有三种。第一种,对于手脚抽筋者,若是手指抽筋,则可将手握拳,然后用力张开,迅速反复多做几次,直到抽筋消除为止。第二种,若是小腿或脚趾抽筋,先吸一口气仰浮水上,用抽筋肢体对侧的手握住抽筋肢体的脚趾,并用力向身体方向拉,同时用同侧的手掌压在抽筋肢体的膝盖上,帮助抽筋腿伸直。第三种,若是大腿抽筋,可同样采用拉长抽筋肌肉的办法解决。

### 1. 手指肌肉痉挛解救法

先将手握拳握紧,然后用力将手掌伸开,手指用力伸直,反复几次就可以消除手指肌肉痉挛(图 14-1)。

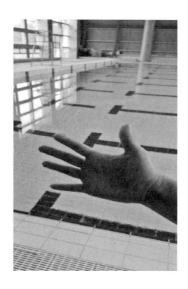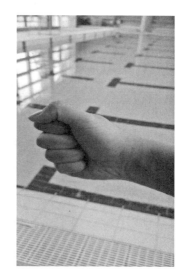

图 14-1

### 2. 脚趾肌肉痉挛解救法

绷脚和勾脚,做脚趾伸屈的动作,反复几次就可以消除脚趾肌肉痉挛(图 14-2)。

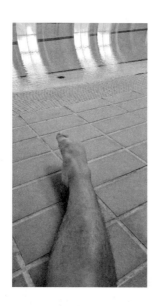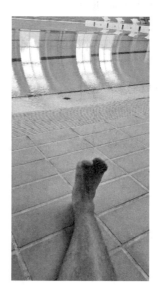

图 14-2

### 3. 小腿前面肌肉痉挛解救法

先用一只手抓住脚趾,而后用力向下按,再向上扳,反复几次痉挛可以消除小腿前面肌肉痉挛(图 14-3)。

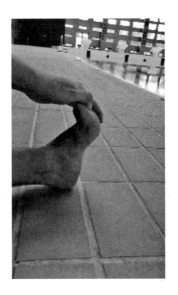

图 14-3

**4. 小腿后面肌肉痉挛解救法**

先将腿伸直,一手按住膝盖或小腿部位踝关节处,一手抓住脚趾用力向后扳,将腿部蹬直,反复几次就可以消除小腿后面肌肉痉挛。

**5. 腹部肌肉痉挛解救法**

人体自然漂浮在水面,头部和腿部尽量向后自然延伸。拉长腰腹,双手配合按摩腹部,反复几次就可以消除腹部肌肉痉挛。

## 五、靠池边自救

遇到危险情况时,千万不可慌张,要保持镇静。采用积极的自我救助和自我保护方式,在身体条件允许的情况下,高声呼救,并努力向池边靠近。要尽可能节省体力,争取更多的时间等待救援。靠池边后要尽快找到能支撑自己的固定物,仰卧水面或垂直水中放松,休息等待救援。

## 六、游进中的突然下沉

游进中的突然下沉常见于初学游泳者或泳技不高者。在游进中会突然感觉身体没劲了,然后身体下沉。这种情况主要是对自身的体力估计不足,体力分配不均匀,体力消耗过大。遇到这种情况,一定要保持冷静,可在身体下沉时闭住呼吸,使体内肺部充满气体,片刻,身体会自然上浮,然后,划小蛙泳手(手部向下按压划水),蹬小蛙泳腿(主要以小腿,脚踝由内向外划圆),逐渐过渡到蛙泳。如果身边有水线等辅助设施,可借助休息一会儿再游。

### 七、在自然水域中被缠绕

在野外自然水域中游泳，一定要先观察水下环境。如果不幸遇到水草或渔网缠绕，一定要保持冷静，千万不要挣扎。在这种情况下只有保持冷静，才有机会解脱。缠绕发现得越早越容易解脱。被缠绕后，首先应放松身体，观察缠绕情况，寻找解脱的方法，如果解脱不了，可大声呼救。注意，水草和缠绕的绳尖会随着身体的放松而向外向上扩散，只要仔细寻找根源就会解脱。

### 八、掌握正确的避浪技术

掌握正确的避浪技术可以避免呛水。在出发、滚翻转身前，要吸足气，在水中进行动作时不要吸气，当前滚翻转身过程中头朝下时，鼻要向外呼气，否则水容易进入鼻中产生呛水。如果已经呛水了，也不要心慌，应迅速调整呼吸，或使头露在水面做几次水面游泳动作，也可以做原地踩水动作，休息一会即可恢复正常，也可顺势将头没入水中，稍憋一口气，再水下深吐气，再抬头换气，以恢复正常的呼吸节奏。

## 第五节　实用游泳基本技术

实用的游泳基本技术是非竞技游泳技术，但却具有非常实用的价值。其包括踩水、反蛙泳、侧泳和抬头爬泳（即抬头自由泳）。

### 一、踩水

踩水又称立泳或踏水。其技术动作简单、方便、省力。在水中救助溺水者时，便于观察水面情况和进行前后、左右方向的移动，在水中拖救工作中起着重要作用。一般游泳者都应该学会踩水动作，以便在发生意外时能够顺利呼救、处理简单情况、暂做休息和等待救援。

**1. 身体姿势**

踩水时，身体直立于水中，上体稍前倾，头露出水面、稍收髋、双腿微屈勾脚、双臂胸前平屈，掌心向下，类似蛙泳划臂。

**2. 腿部动作**

踩水的腿部动作几乎和蛙泳腿一样。收腿时，膝关节可外翻，蹬腿时膝关节向内扣压，同时小腿和脚内侧蹬夹，两腿尚未蹬直并拢即开始做第二次的收腿动作。动作熟练之后，也可进行两腿交替蹬夹水的动作技术。需要注意的是收蹬腿的幅度要小。

**3. 臂部动作**

两臂稍弯曲,在体侧前做向外、向内的摸压水的动作,动作幅度不能太大。向外时,手掌心向外侧下,有分开水的感觉;向内时,手掌心向内侧下,有挤水的感觉。向内摸压至肩宽距离即分开。

**4. 臂、腿、呼吸配合**

臂腿的动作配合要连贯、协调。一般是两腿做蹬夹水时,两臂向外做摸压水的动作,收腿时,则向内摸压,呼吸要跟随臂腿自然进行。蹬夹水(臂向外)时吸气;收腿(臂向内)时呼气。可以一个动作一次呼吸,也可以几个动作做一次呼吸。

## 二、反蛙泳

反蛙泳,既是蛙式仰泳,也称为仰式蛙泳。

**1. 身体姿势**

反蛙泳的身体姿势和仰泳的身体姿势相同,身体自然伸直,仰卧于水面,两臂置于体侧或前伸,稍收下颌,头的后半部浸于水中。

**2. 腿部动作**

反蛙泳腿的动作类似蛙泳腿,但是由于身体仰卧,为了保证收、蹬腿时膝关节不要露出水面,因此收腿时,膝关节边收边向两侧分开,小腿向侧下方收。其余的动作和蛙泳腿完全一样。

**3. 臂部动作**

两臂自然伸直,同时在肩前入水,然后曲肘掌心向后,使整个臂对准向后的划水方向,同时在体侧划水。划水结束后,两臂自然放松从空中前移臂。

**4. 完整配合**

臂腿配合:反蛙泳的臂腿动作一般是移臂时收腿,划水时蹬夹腿。划水结束后身体(包括臂和腿)要自然伸直向前滑行。

呼吸配合:移臂时吸气,入水后用鼻或口鼻均匀地慢慢呼出。

## 三、侧泳

侧泳是身体侧卧在水中,用两臂交替划水,双腿做剪水的动作游进。侧泳的方法有很多,大致分为手出水和手不出水两种技术。一般视侧泳为安全泳姿或者实用泳姿,以区别于竞技泳姿,并认为在外落水或者风浪较大的情况下,侧泳是比较合适的游法。

**1. 身体姿势**

身体侧卧水中,稍向胸侧倾斜,头的侧下部浸入水中(近似于爬泳的吸气动作),下面的臂前伸,上面的手臂置于体侧,两腿并拢伸直,前进时身体绕纵轴转动。

### 2. 腿部运动

腿部动作分为收腿、翻脚和蹬剪腿三部分。

收腿：上腿向前收，下腿向后收，注意尽量少收大腿，大腿几乎不动。

翻脚：收腿后，上腿勾脚尖以脚掌向后对准水；下腿将脚尖绷直，以脚背和小腿前面向后对准水。

蹬剪腿：上腿用大腿带动小腿稍向前伸，以脚掌对准前侧后加速蹬夹水；下腿以脚背和小腿对准侧后方伸膝踢水，与上腿形成剪水的动作。

### 3. 臂部动作

上臂动作：上臂经空中（或在水中接近水面）往前移至头的前方入水，入水后前伸下滑高肘抱水，使手和前臂对准水，然后沿着身体屈臂加速用力向后划水至大腿外侧，其动作基本与爬泳臂划水相似。

下臂动作：下臂在身体下部前伸抱水，屈臂划水至腹部下方，掌心向上，以小臂带动大臂，沿身体向前做边伸边外旋的动作，伸直时掌心向下。

两臂配合动作：下臂开始划水，上臂前移；上臂开始划水时，下臂开始做前伸动作，并稍做短暂的滑行，两臂在胸前夹叉。

### 4. 完整配合

臂和腿：上臂入水下臂前伸时，收腿；当划至腹下时，腿用力向后蹬剪水。

臂、腿和呼吸：侧泳的呼吸和爬泳的呼吸基本相似，只是无须把头埋入水中呼气。上臂推水和出水时吸气，并且头部也少有转动，移臂时还原，做憋气和呼气。为了保证呼吸舒畅，一般是一次腿、两臂各做一次划水、呼吸一次。

## 四、抬头爬泳

抬头爬泳，即抬头自由泳，顾名思义是指在自由泳姿势的基础上把头抬出水面的一种游泳姿势。由于自由泳的技术特点是身体呈较好的流线型，并几乎水平地俯卧于水中，四肢动作结构简单、自然，容易配合，游速最快。采用抬头爬泳技术，既能快速游进，还能看清目标，所以抬头爬泳技术已成为游泳救生员的一种专项游泳技术。

### 1. 身体姿势

头部抬出水面，身体位置稍高于自由泳姿势。注意头出水后不要左右摇摆，双眼应注视溺水者。

### 2. 腿部动作

双腿用力打水，以保持较高的身体位置。

### 3. 手臂动作

双手的入水点比自由泳手的入水点近，入水后肘关节不要下沉，应尽快进入划水和推水阶段。特点是划水路线短。

# 第六节  急救及心肺复苏术

## 一、急救

当溺水者被救上岸后,如出现昏迷、心跳停止,应立即进行现场急救。急救方法为搬运,排除腹水,心肺复苏。上述急救在救护车到来之前应按顺序进行。

### 1. 搬运

将溺水者救上岸后,需要将其送到平坦处或是急救处救助。将溺水者安全地送到急救室,对溺水者的救助效果有着很大的影响。运送的方法有多种,最常用的方法是单人肩背运送。该方法要求救生员一肩顶住溺水者胸部,一肩顶住溺水者的腹部,令其头部低于其胸腹部,救生员右臂由溺水者双腿之间穿过,左手抓住溺水者右臂,随后用右肩将其背起来。肩背运送过程中,由于颠簸的作用具有倒水、倒出呕吐物以及挤压心胸区域利于心肺复苏等作用。

### 2. 排除腹水

若溺水者喝入过多水时,需要排除腹水。可先打开口腔,清理口鼻中的水、呕吐物等,使呼吸道、食道畅通。常用的排除腹水方法是膝上倒水法。救生员单膝跪下,将溺水者腹部定在屈膝的大腿上,一手扶住头部,使其嘴向下,另一手拍其背部,将水排出。

## 二、心肺复苏术

心肺复苏是针对心跳、呼吸停止而采取的急救措施,即用心脏按压或其他方法形成暂时的人工循环,并恢复心脏自主搏动和血液循环,用人工呼吸代替自主呼吸,并恢复自主呼吸,达到回复苏醒和挽救生命的目的。

心肺复苏基本操作顺序为检查意识,清除口中异物,打开呼吸道,判断有无呼吸,人工呼吸,检查脉搏,胸外心脏按压。

### 1. 检查意识

作用:检查溺水者有无意识,以便及时、有效地采取下一步救助。

方法:双手轻拍溺水者肩膀并呼喊,观察溺水者有无反应。

要求:拍溺水者肩部时不可用力过猛,检查时要认真、细心、动作快。

### 2. 清除口中异物,打开呼吸道

作用:去除溺水者口腔异物,保障呼吸道开放和畅通。

方法:以手指抠出异物后,将溺水者头部后屈。一只手掌按住溺水者额头,手掌用力向后压,使其头部后仰,另一只手的食指和中指放在下颌部的颏骨上,向上抬起下颌,使耳垂与嘴角成垂直状态。

要求:手指不能压迫喉部,头部后仰要保持到位。

### 3. 判断有无呼吸

作用:通过看、听、感觉的方法,观察并判断溺水者有无呼吸活动,以便及时进行下一步救助。

方法:一侧耳朵贴紧溺水者的口鼻处,头部侧向其胸部。观察胸部有无起伏,听呼吸道有无气流通过的声音,感觉其呼吸道有无气体排出。

要求:保持溺水者呼吸道正确的开放位置,检查要准确、快。无呼吸或呼吸异常时,应立即实行人工通气,即吹气两次。

### 4. 人工呼吸

作用:口对口吹气,防止溺水者呼吸或血液循环停止,避免心脑功能损伤。

方法:拇指与食指捏住溺水者鼻翼,封闭鼻腔,另一手的食指与中指托住其下颌。深吸一口气并用嘴唇抱住溺水者口唇,均匀地将气吹入其口中。

要求:每次吹气量不要过大,明显看到胸部隆起即可。每按压 30 次后吹 2 次气,以 30 : 2 的比例进行。

### 5. 检查脉搏

作用:准确判断溺水者是否心搏停止,以便及时施救。

方法:一只手置于溺水者前额使其头部后仰,另一只手的食指与中指在其甲状软骨下摸到气管后,手指向外滑动,在气管与颈部肌肉之间凹沟内触摸其颈动脉。

要求:触摸颈动脉时用力不能过大,以免颈动脉受压,影响头部供血。

### 6. 胸外心脏按压

作用:用心脏按压形成暂时的人工循环,直至心脏自主搏动。

方法:定位。一只手的中指沿溺水者的胸廓下部肋缘向上滑动至胸骨下切迹处,食指与中指并拢横放在胸骨下切迹处。另一只手掌根部沿胸骨下滑紧贴在食指上方,再将定位的手移走,以掌根重叠挡在另一只手的手背上,双手手指交叉;按压:掌根部紧紧贴在溺水者的胸壁上,双手肘关节绷直,双肩在溺水者胸骨上方,以髋关节为支点,以肩、臀部力量垂直向下按压。

要求:按压应平稳有节奏地进行,不能间断。按压时不能用力过猛,下压与向上放松的时间应相等。向下垂直用力,不要左右摆动。向上放松时手掌不可离开胸骨定点处。注意成人的按压深度与频率与儿童、婴儿不尽相同。

# 第十五章

# 水中运动环境及装备要求

## 第一节　水中运动泳池环境

### 一、池底

光滑的游泳池底部很容易导致受伤。当脚从底部滑出时,运动者在运动过程中就可能损伤腿部两侧的肌肉和韧带。涂漆池底或完全采用瓷砖或玻璃纤维做的池底与泳道标记会特别滑。需要进行与池底接触的运动时,建议穿能提供牵引力的鞋。游泳池底部应为平整但不会过于光滑的表面,且应有易懂与明显的标记以指示深度,并在断点处有特定标记。

粗糙的池底容易导致脚部皮肤受伤与磨损。如果运动者皮肤表层有磨损,应在脚的部位采取一些防护措施。在粗糙池底进行训练的运动者,如果脚上的皮肤有开放性伤口,在伤口愈合之前都不能进入游泳池中。倾斜的池底往往是危险的,因为它给运动者的身体创造了一个不平衡的环境,造成不良的姿势调整。两只脚高度不同、踮起脚尖或抬起脚后跟,最终都可能造成运动损害。坡度过大的游泳池,应当禁用或只能用于深水运动。

进行水中健身活动的理想场所是人工泳池,池底应平整干净,有清晰明显的水深标志,不能有突然的倾斜和异物,有垫层和瓷砖的池底会有缝隙或者过于光滑,允许使用水中健身鞋等。

### 二、池壁和甲板

游泳池池壁应具有平整光滑的表面,不得有尖角或凸出的区域。适宜的深度标记应清晰可见。如果游泳池的侧面非常粗糙,则一定要告知运动者小心以避免可能的磨损与划伤。

游泳池的甲板应该是一个倾斜的光滑表面,符合最小的动力摩擦系数,以保证排水良好。大多数的游泳池甲板由混凝土或混凝土覆盖的瓷砖构成,为了保证安全,要采取一些预防措施。良好的缓冲鞋是必要的,或者使用垫子来减震和防滑。除此之外,游泳池甲板应贴上可读的深度标记,能够清楚地显示浅水区与水深,以及斜坡变化处的点位。

### 三、泳池温度

适宜的水温是进行水中运动的重要条件,身体健康状况及运动量多少,所需要的水温也有不同。最适宜的水温是 27℃～30℃,以便于散热,水温低于 27℃时,必须增加热身练习后才能转入动作幅度较大、负荷较高的有氧练习。

不同水温适合不同类型的运动。例如,水比较温暖,如 30℃ 以上可以进行水中伸展练习,锻炼柔韧性,或者进行特定的水中康复练习;水温适中时,如 27℃～30℃ 可以根据自己的体质和体能水平进行各种形式、各种强度的水中运动。

目前,我国的室内游泳池水温一般为 26℃～28℃,基本可以满足水中运动的需要。而室外泳池的温度随天气变化而变化,当水温低于 22℃时,除非采取一定的保护措施,如穿保暖泳衣或者保暖背心,否则不宜进行水中健身练习,水温高于 30℃时,不宜进行高强度的有氧练习,否则容易使体温过高发生危险。

### 四、水深

根据运动者的身材和运动目的不同,适宜的水深也各有不同。在选择水深时,要考虑的因素有:是否需要重点强化上肢肌肉力量,对动作的控制程度要求如何,能否在水中保持良好的平衡,能否保障安全,避免事故,等等。

水中运动包括在水中行走、跑步、跳跃、旋转等。水中运动是在浅水池进行的,水面的高度可在中腹部和腋窝之间,这样的水深范围可以使运动者充分锻炼上肢肌肉,有效控制动作,保持平衡。而且在浮力作用下,运动者的肌肉、关节、韧带肌腱还可以得到有效的保护和支撑,避免伤害事故的发生。如果水太浅,上肢动作就难以利用水的阻力,练习效果就会受到影响。

在深水游泳池可也以进行水中运动,但需要运动者借助浮漂等浮具来做一些深水锻炼,如太空跑步、旋转或其他活动。在深水区域运动,一定要注意安全,运动者应该会游泳,并能在水中掌握平衡,以免发生溺水事故。

## 第二节　水中运动所需装备

### 一、水中运动的基本装备

水中运动基本装备一般为泳装、泳帽、泳镜、毛巾等。

**1. 泳装**

水中运动对泳装没有很高要求,只要合体且不妨碍身体各部分的活动即可。目前市场上的泳装面料一般为莱卡面料与尼龙混纺,具有弹性又比较耐用。

**2. 泳帽**

一般的游泳池都要求入池者必须佩戴泳帽,以保持池水的卫生,避免脱落的头发对泳池的清理造成困难,练习者佩戴泳帽还能保护头发,避免泳池中的氯对头发产生腐蚀,也避免长发进入眼睛、鼻子、耳朵影响活动。

**3. 泳镜**

泳镜是水中运动中必备的器材,它可以帮助运动者在水下看清东西,具有较强的密封性,能够防止泳池水入眼,起到保护眼睛,预防伤害的作用。市面上的泳镜种类繁多,从功能上可分为竞速泳镜、普通泳镜、近视泳镜、老花泳镜。

**4. 毛巾**

毛巾也是水中运动的必备品之一,如果经常进行水中运动,可以准备一块吸水毛巾。

## 二、额外可选用的水中健身装备

**1. 水中健身鞋**

如果长时间进行水中运动,为了保护腿部和脚部的肌肉、韧带和皮肤,避免滑倒,最好穿一双水中健身鞋。水中健身鞋一般由轻便的氯丁橡胶制成,鞋底柔软有弹性,面料结实,容易晾干。有的水中健身鞋的鞋面和后跟还有专门的设计,可以与水中抗阻橡皮带连接进行抗阻的跑步、游泳、踢腿等练习。

**2. 阻力手套**

在进行上肢力量训练时,为增大与水的接触面积以增加阻力,可以戴上水中运动用的阻力手套。这种手套一般由氯丁橡胶制成,持久耐用,形状像鸭子的蹼,可以有效增加阻力。

**3. 手蹼**

手蹼原本是游泳运动员进行专项力量训练时使用的,在进行水中运动时用来增大阻力,提高肌肉力量。

**4. 脚蹼**

脚蹼可以延长腿和脚的长度,在游泳练习中提高打水速度,也可提高踝关节的灵活性和腿部力量。

**5. 打水板**

在运动中可以用打水板进行专门的腿部练习,在水中运动中也可以进行打水,或者利用打水板的板面做动作,增大水的阻力。

### 6. 水中健身棒

水中健身棒由软泡沫塑料制成,质地柔软,可以变换形状成条形、环形或半圆形,运动者既可以用健身棒做各种动作,也可用于在水中漂浮。

### 7. 水中浮力哑铃

水中浮力哑铃由泡沫制成,用于水中力量和平衡练习。

### 8. 抗阻橡皮带

水中康复练习和水中专项技术训练时常常使用高弹力的抗阻橡皮带。练习时可将橡皮带的一端固定在出发台后扶手上,另一端连接在专门的水中练习器械上,如健身背心、阻力手套、水中健身鞋、水中练习护腕等,用来增大运动的阻力,强化训练力量。

# 参考文献

［1］Ruth Sova. Aquatics — The Complete Reference Guide for Aquatic Fitness Professionals［M］. Boston：Jones and Bartlett，1992.

［2］RIKLI R E，MCMANIS B G. Effects of Exercise on Bone Mineral Content in Postmenopausal Women［J］. Res.q.exercise Sports，1990，61（3）：243-249.

［3］BREHM B A. Making an Impact on Bone Density［J］. Fitness Management，1990（27）：59-65.

［4］GENUARIO S E，VEGSO J J. The Use of a Swimming Pool in the Rehabilitation and Reconditioning of Athletic Injuries［J］. Contemporary Orthopaedics，1990，20（4）：381-387.

［5］吉姆·斯派塔.运动可应对大学生心理健康危机［N］.中国科学报，2019-10-16（007）.

［6］TOSEEB U，BRAGE S，CORDER K，et al. Exercise and Depressive Symptoms in Adolescents：a Longitudinal Cohort Study［J］. Jama Pediatrics，2014，168（12）：1093.

［7］CHEKROUD S R，RALITZA G，ZHEUTLIN A B，et al. Association Between Physical Exercise and Mental Health in 1.2 Million Individuals in the USA between 2011 and 2015：a Cross-Sectional Study［J］. Lancet Psychiatry，2018，5（9）：739-746.

［8］刘佳宁. 有氧运动对药物依赖人群心理健康和药物渴求的影响［C］//第十一届全国体育科学大会论文摘要汇编.北京：中国体育科学学会，2019：8189-8191.

［9］刘明亮，尹钊，余培正.浅谈太极推手对女大学生心理健康的影响［J］.中华武术（研究），2015，4（6）：70-73.

［10］徐洋.水中健身操对大学女生心理健康影响的实验研究［D］.北京：北京体育大学，2012.

［11］孙晓娟，王菊.有氧健身操对肥胖女大学生心理健康影响的实验研究［J］.当代体育科技，2017，7（23）：235-236.

［12］李伟.有氧健身操锻炼对女大学生心理健康影响的研究［C］//体育社会学与社会变革中的挑战——2014年世界体育社会学大会暨中国体育社会科学年会论文集.北京：北京大学体育教研部，2014.

［13］LEE I，SHIROMA E J，LOBELO F，et al. Effect of Physical Inactivity on Major Non-communicable Diseases Worldwide：an Analysis of Burden of Disease and Life Expectancy［J］. Lancet，2012，380（9838）：219-229.

［14］GENUARIO S E，VEGSO J J. The Use of a Swimming Pool in the Rehabilitation and Reconditioning of Athletic Injuries［J］. Contemporary Orthopaedics，1990，20（4）：381-387.

［15］侯晓晖，王坤.水中运动疗法手册［M］.北京：华夏出版社，2017.

[16] 温宇红.水中健身理论与实践[M].北京:北京体育大学出版社,2018.

[17] 尹默林,王永,林仪煌,等.游泳运动与水中健身[M].上海:上海大学出版社,2013.

[18] 张平华.有氧练习与力量训练对低体重女大学生体质影响的研究[D].北京:北京体育大学,2008.

[19] 董艳娜.女大学生核心力量水平与体质健康水平的相关性研究[D].南京:南京师范大学,2017.

[20] 刘冬冬,WILLIAM COOKE,曾凡星.12周循环力量训练对健康青年人群体质的影响[C]//2009全国运动生理学发展与学科建设研讨会论文集.北京:中国生理学会运动生理学专业委员会,2009.

[21] 牛秀秀.力量练习对中老年女性体质健康的影响[D].北京:北京体育大学,2012.

[22] 李志敢.加强力量训练对老年男性体质的影响[J].中国运动医学杂志,2006(5):599-601.

[23] 沙玮.水中浮力哑铃与陆上弹力带上肢力量训练对游泳班男生的训练效果[D].北京:北京体育大学,2019.

[24] 彭义,温宇红.水中哑铃训练对健身者身体成分的影响[C]//第四届(2016)全国运动生理与生物化学学术会议——运动·体质·健康论文摘要汇编.北京:中国体育科学学会运动生理与生物化学分会,2016.

[25] 国家体育总局职业技能鉴定指导中心.社会体育指导员国家职业资格培训教材:游泳(修订版)[M].北京:高等教育出版社,2005.

[26] 李敏.优秀游泳运动员营养膳食素养的观察与研究[D].北京:北京体育大学,2015.

[27] 梁锡华,王电华,邓春梅.游泳运动员的营养与膳食[J].湖北体育科技,1997(1):36-40.

[28] 程泽鹏.青少年游泳运动员营养调查及营养指导的效果研究[D].上海:上海体育学院,2019.

[29] 元素医学食疗—微量元素各论(一)[C]//2010中国艾滋病防治高端论坛论文集.南京:中国微量元素科学研究会,2010.

[30] 陈吉棣.运动员营养[M].北京:人民教育出版社,2000.